Brain Gym® for Business
Instant Brain Boosters for On-the-Job Success

ビジネスマンのための
ブレインジム
脳の筋トレ

ゲイル E. デニッソン
ポール E. デニッソン博士
ジェリーV. テプリッツ J.D. 博士

石丸賢一　訳

Edu-Kinesthetics, Inc.
Ventura, California

Published by Edu-Kinesthetics, Inc., Ventura, California.
Brain Gym® for Business: Instant Brain Boosters for On-the-Job Success
Copyright © 1994 Revised 2000 by Gail E. Dennison,
Paul E. Dennison, Ph.D., and Jerry V. Teplitz, J.D., Ph.D.

All rights reserved. No part of this book may be used or reproduced in any manner whatsoever without written permission from the publisher, except in the case of a brief quotation embodied in a critical article or review. Contact the publisher at:

Edu-Kinesthetics, Inc.
P. O. Box 3395
Ventura, California 93006-3395 USA
Telephone (805) 650-3303 / Fax (805) 650-1689
email: EduKBooks@aol.com / www.braingym.com

Inquiries for Jerry Teplitz Enterprises, Inc., should be addressed to:

Jerry Teplitz Enterprises, Inc.
1304 Woodhurst Drive
Virginia Beach, Virginia 23454 USA
Telephone (757) 496-8008 or (800) 777-3529 / Fax (757) 496-9955
email: Jerry@Teplitz.com / www.Teplitz.com

Brain Gym® is a registered trademark of the Educational Kinesiology Foundation.

謝辞

　本書を出版するにあたって、タッチフォーヘルスの創始者であるジョン・シー博士に心より感謝いたします。ジョン・シー博士は、この本の執筆において、前頭隆起（ポジティブ・ポイント）や耳のエクササイズ（シンキング・キャップ）と、ブレイン・ボタン、アース・ボタン、スペース・ボタンの使用を許可してくださいました。この本は、多くの献身的な人々の助力により完成しました。以下の方々に感謝いたします。クリス・アルボはイラストを描いてくださいました。アリス・ピットマンはデザイン、レイアウト、植字、カバーデザインをしてくださいました。ドロシー・マッキンニーとソニア・ノルデンソンは長時間かけて校正と編集をしてくださいました。ドロシー・マッキンニーは追加の植字もしてくださいました。フランシス・スポーサーはイラストを描いてくださいました。G. C. K. カルサは7分間バランスを最初に編集してくださいました。改訂版についてはコリーン・サージェント‐ムレイが注意深く監修を、スーザン・キャンベルが植字をしてくださいました。最後に、本書の構想と構成を練るにあたって協力していただいたロレイン・ガーネットに感謝の気持ちを申し上げます。

【目次】

- ポール デニッソン博士のメッセージ ……………………… 6
- 訳者からのメッセージ ……………………………………… 7
- 本書の使い方 ………………………………………………… 9
- 水の大切さ …………………………………………………… 10
- 7分間バランス ……………………………………………… 11
- ブレインジムのエクササイズ（アルファベット順）………… 14

1. アルファベット・エイト（ABC横8の字）…… ALPHABET 8s ………… 15
2. アーム・アクティベーション（腕天井）……… ARM ACTIVATION …… 16
3. バランス・ボタン（耳ボタン）………………… BALANCE BUTTONS …… 17
4. ベリー・ブリージング（はら呼吸）…………… BELLY BREATHING …… 18
5. ブレイン・ボタン（胸ボタン）………………… BRAIN BUTTONS …… 19
6. カーフ・ポンプ（ふくらはぎのばし）………… THE CALF PUMP ……… 20
7. クロス・クロール ……………………………… THE CROSS CRAWL …… 21
8. ダブル・ドゥードゥル（両手でお絵かき）…… THE DOUBLE DOODLE … 22
9. アース・ボタン（あごボタン）………………… EARTH BUTTONS …… 23
10. エレファント（ぞうさん）…………………… THE ELEPHANT ……… 24
11. エナジャイザー（カエルの顔上げ）………… THE ENERGIZER ……… 25
12. エナジー・ヨーン（あくび刺激）…………… THE ENERGY YAWN …… 26
13. フット・フレックス（足ほぐし）…………… THE FOOTFLEX ……… 27
14. グラビティ・グライダー（足のすべり台）… THE GRAVITY GLIDER … 28
15. グラウンダー（腰落とし）…………………… THE GROUNDER ……… 29
16. フック・アップ　part 1 …………………… HOOK-UPS PART ONE … 30
17. フック・アップ　part 2 …………………… HOOK-UPS PART TWO … 31
18. レイジー・エイト（横8の字 ∞）…………… LAZY 8s ……………… 32
19. ネック・ロール（首ゆりかご）……………… NECK ROLLS ………… 33
20. アウル（ふくろう）…………………………… THE OWL …………… 34
21. ポジティブ・ポイント（おでこボタン）…… POSITIVE POINTS …… 35
22. ロッカー（お尻ごろごろ）…………………… THE ROCKER ………… 36
23. スペース・ボタン（尾骨ボタン）…………… SPACE BUTTONS ……… 37
24. X を考える …………………………………… THINK OF AN X ……… 38
25. シンキング・キャップ（耳刺激）…………… THE THINKING CAP …… 39

CONTENTS

インデックス（索引）
Part 1 職業別ブレインジム ……………………………………… 40
 会計士・経理業務 ………………………………………………… 41
 一般事務職・事務業務全般 ……………………………………… 43
 プログラマー・プログラミング業務全般 ……………………… 46
 サービス業・顧客サービス業務全般 …………………………… 48
 情報処理業・データ処理業務全般 ……………………………… 50
 経営者・運営業務全般 …………………………………………… 51
 宣伝広告業・広報業務全般 ……………………………………… 54
 販売業・販売業務全般 …………………………………………… 56
 秘書業務全般 ……………………………………………………… 58
 運送業・配送業務全般 …………………………………………… 60
 管理職・管理業務全般 …………………………………………… 63
 専門技術職・専門業務全般 ……………………………………… 65
 テレマーケティング・電話オペレーター業務全般 …………… 67
 出版業・原稿作成・編集・校正業務全般 ……………………… 69

Part 2 業務スキルリスト101 …………………………………… 72
 ①読む・聞く・話す・書く・記憶する・理解する関連のスキル ……… 73
 ②コンピュータ関連のスキル …………………………………… 74
 ③業務を遂行・管理する能力関連のスキル …………………… 75
 ④プランニング関連のスキル …………………………………… 76
 ⑤社内運営関連のスキル ………………………………………… 77
 ⑥気持ちの持ち方関連のスキル ………………………………… 78
 ⑦能力関連のスキル ……………………………………………… 78
 ⑧接客関連のスキル ……………………………………………… 79
 ⑨コミュニケーション関連のスキル …………………………… 80
 ⑩電話応対関連のスキル ………………………………………… 80
 ⑪姿勢・長距離移動関連のスキル ……………………………… 81
 ⑫数字関連のスキル ……………………………………………… 81

Part 3 エクササイズ別 業務スキルリスト ………………… 82
 アルファベット順・イラスト付

ポール デニッソン博士のメッセージ

　1981年にブレインジムを世に出して以来、ワークショップに参加した人たちからさまざまな効果があったという報告をたくさんいただきましたが、その中で、仕事が楽しくなり、能率が上がり、うまくいくようになったとの報告も多数ありました。仕事にやる気が出た、機械やパソコンを使うときに集中力や生産性が向上した、販売成績が伸びた、開発や経営で創造力を発揮できたという報告もいただきました。

　その他にも、私の専門分野である読解能力や速読はもちろんのこと、意思疎通や人間関係の能力、ものごとを体系化する能力、講演やプレゼンテーション、視力が驚くほどよくなったという報告がありました。

　今、職場環境そのものが人にとても過酷です。たとえば蛍光灯、コンピュータの電磁波、流れ作業の負担などです。このような環境に特に敏感に影響を受ける人もいます。企業は人間工学に毎年何十億ドルも費やして、職場を労働災害が起こらないように、早く経済的な生産ができるようにしようとしています。しかし、技術は問題のほんの一部しか解決できません。というのも、健康や生産性はつまるところ個人の工夫次第なのです。職場のストレスを最小限に減らし、仕事の質を向上させて、仕事の喜びを日々感じられるようにする方法があります。

　身体をきちんとケアし、水を補うという簡単な方法で、潜在能力を最大限に発揮できるようになります。ブレインジムは簡単で効果的なセルフケアとして役に立ちます。これを使えば職場で最大の成果を上げ満足を得ることができます。そのためには、毎日ほんの数分エクササイズをすればよいのです。

訳者からのメッセージ

　スタンフォード大学教授のファスト氏が、スタンフォード日本センター（京都岡崎）で、2002年春に日本ＩＢＭを始めとする一流企業のクリエーター達に柔らか脳で思考する画期的なノウハウとして紹介されていたのが「ブレインジム」です。
　この簡単なエクササイズを続けていくだけで、仕事のストレスから解消され、右脳と左脳のバランスが取れて冴えた頭になり、体と頭のバランスも取れて若返りを図ることができます。

　私は、「ブレインジム」で紹介されているエクササイズのおかげで、人生が大きく変わりました。当時大手予備校で英語を教えていたのですが、なんとか英文法や英文解釈のテクニックを教えることができたものの、ネイティブのように英語がわかるはずもなく、受験生同様に英語で苦しんでいたのです。海外での生活経験なしには英語の苦手意識を解消するなど不可能だとあきらめていた頃、この「ブレインジム」で紹介されているエクササイズに出会い、英語のストレスが完全に解消されました。今では、英語で講演やセミナーを行い、全世界から招かれるようになっています。年齢を重ねて頭が固くなるどころか、むしろ若返る体験ができて、とてもラッキーな人生です。

　一人でも多くの皆さんに、「ブレインジム」を体験していただいて、職場でのストレスを軽減していただき、仕事の能率を高めていただき、ゆとりのある人生を送っていただければと思います。

　この夢のような能率アップエクササイズをこの世に出していただいたポール・デニッソン博士ご夫妻に深く感謝すると共に、初めて「ブレインジム」に出会う機会を作っていただいたスタンフォード大学のファスト教授ご夫妻 (Rolf & Linda Faste) にも心からお礼を申し上げたいと思います。

　　　2008年8月吉日　　　　石丸賢一

本書のエクササイズは、教育目的に限って使用されます。著者とエデュキネスティックス社は、読者の症状の診断等をこの本で一切行ってはおりません。

　このエクササイズを行う前にまず、医療専門家に相談してください。新しい技術は徐々に時間をかけて身に付くものですから、エクササイズがうまくできなくても自分を責めないで下さい。なれないやり方で無理に体を動かせば、筋肉を痛めてしまいます。そしていかなる形でも無理強いはブレインジムの意図に反します。

本書の使い方

　本書では、職場のストレスを最小限に減らす簡単なエクササイズを紹介しています。このエクササイズをすると、頭の働きと身体の動きが協調して、仕事がうまく、簡単に、楽しくできるようになります。

　　ビジネスブレインジムは簡単にできます。まず、巻末の「職種別ブレインジム」（40～71頁）から自分の職業を選び、該当するページを開きます。職業一覧は目次の5頁をご参照ください。それぞれの職業について必要な業務リストが記載されています。例えば、「会計士・経理業務」（41頁参照）という職業の業務リストには「1.計算する」という業務があり、それに対応するブレインジムのエクササイズが書かれています。そのエクササイズをすると、計算することが、より楽に快適にできるようになるでしょう。

　それぞれのエクササイズにかかる時間は、わずか30秒～1分です。必要なエクササイズを4～5分するだけで、今までより仕事に意欲がわくようになります。

　ブレインジムの効果を最大にするために、今の緊張度を1から10の間で数値化しておいてください。極度の緊張状態を10、気楽でリラックスした状態なら1です。普通に一日を過ごしたあとは何点でしょう？　例えば、少し緊張していて小さなミスをしたり、批判に感情的に反応してしまうなら4というふうに数値化してください。選んだエクササイズを10日間行ってから、再び緊張度を数値化してください。自分が全般的によくなったことに気づくでしょう。と同時に、自分をケアすることの大切さがわかり、日々の目標を達成しワクワクする気持ちや、能力が日に日に向上する喜びを感じることでしょう。

水の大切さ

　人体は地球の表面と同じく、水が約70%を占めます。そして、身体は常時水を消費しているので、失われた水分を補って体内の水分を保つよう意識的に努力することがとても大切です。

　水は体内のほぼあらゆる生体作用や化学反応や身体の動きに必要であるため、心身の働きに決定的な役割を果たします。水は血液の主成分として酸素を細胞のひとつひとつに行き渡らせます。またリンパ系器官内で老廃物を排出します。塩類をイオン化して、細胞膜を通じての電気的活動に必要な電解質を生産します。また水のおかげで関節が動き、食べ物を消化できます。水は体内でのたんぱく質の適切な消費や、学習の際の神経ネットワークの発達に必要不可欠です。

　たいていの人は喉が渇いてから水を飲みますが、それでは遅すぎます。たとえば、はげしい運動をして喉が渇いてからやっと水を飲む場合、身体が適正なレベルの水分量に戻るまでに２４時間もかかるのです。

　今、座ってこのページを読んでいる瞬間でさえもわずかな発汗は続いていますし、ストレスがかかったり重労働をすれば発汗量が増えます。さらにまた、息を吐くたびに蒸気という形で水分を失っています！　一般的な住宅に住んでいると、エアコンや暖房がきいた空気のおかげで身体の水分が奪われるので、もっと水分を消費します。普通1日で、身体は2.5～3リットルの水を消費します。毎日1時間体を動かしたり、乾燥した土地に住んでいる場合は、さらに約1リットル失われます。

　どうしてきれいな水を一日中補給する必要があるのか、これでおわかりでしょう。気持よく仕事をはかどらせるためには、水分補給ほど簡単で自然な方法はないのです。

7分間バランスについて

　以下に述べる「7分間バランス」は、ブレインジムの抜粋です。毎朝行って下さい。あなたの一番大切な財産、つまりあなたの身体に規則的に時間をさいてあげて下さい。このバランス調整を行うと、脳と全身に血液、酸素、電気を行き渡らせることができ、簡単にうまく一日を始められます。毎日7分間バランスをすることで、今までより気持よく仕事がはかどります。

　一日のうちいつでも、やる気を起こしたいとき、あるいはものごとがうまくいかないなと思うときにこの調整をすると、能力を最大限に発揮できるようになり、前向きな気持ちになれます。

　この7分間で、過去のストレスや今後の課題を見直し、よりよい解決策を考えることもできます。と同時にこの時間は、1日（あるいは時間当たり）の計画を練るというすばらしい時間でもあります。大切な目標や目的を自分が達成しているところを思い描きながら行って下さい。感情ストレスがあるときや重大な決定をするときに、この調整の1つか2つをしただけで、数時間または数日間生産性が上がったという報告を多数いただいています。

7分間バランス

① 水
水を少し飲みます。
（10ページ参照）

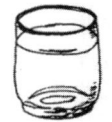

② ベリー・ブリージング（はら呼吸）
4〜8回、深呼吸します。
（18ページ参照）

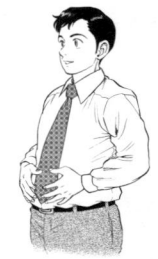

③ ブレイン・ボタン（胸ボタン）
4〜8回深呼吸する間、ポイントをマッサージしながら、目を左右に動かします。
（19ページ参照）

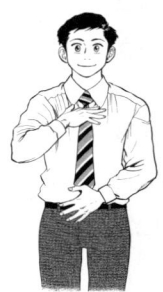

④ フック・アップ　part 1
4〜8回深呼吸をしてリラックスします。ストレスを感じていることを思い出し、そのストレスに代わる新しい可能性を考えてもよいです。
（30ページ参照）

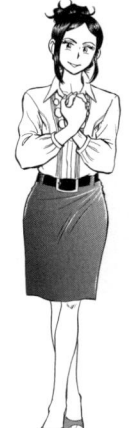

フック・アップ　part 2

指先を合わせて、まっすぐ立ちます。
その状態で、さらに4〜8回深呼吸をします。
（31ページ参照）

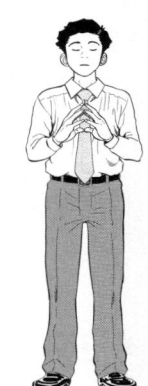

❺ 脳の統合

心地よいと思うところまで腕を伸ばします。
それから両手を合わせ、指を絡ませて、
左脳と右脳が統合していることをイメージ
します。そのまま4〜8回深呼吸します。

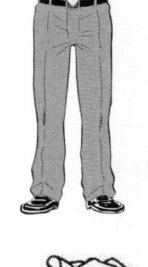

❻ ポジティブ・ポイント（おでこボタン）

4〜8回呼吸する間、軽くポイン
トに触れます。1日の計画を練る
のに使うといいでしょう。
（35ページ参照）

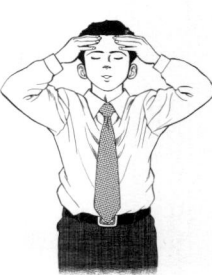

❼ クロス・クロール

調整のしめくくりに10〜25回、
クロス・クロールをします。
（21ページ参照）

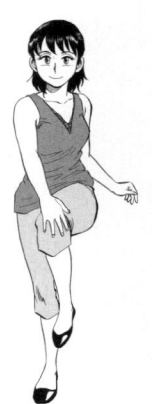

EXERCISE
ブレインジムのエクササイズ

・・・・・・・・・・・・・・・・・・・・

エクササイズは、アルファベット順に並んでいます。
日本人が覚えやすいように日本語のニックネームも付けておきました。
自分で覚えやすい名前をつけてエクササイズを行ってください。

以下のエクササイズを行う時に大切なのは、

呼吸との調和 です。

手足を伸ばしたり、体を動かすときには、息を吐き、
手足を元に戻したり、動きを元に戻すときは、息を吸ってください。

動きと呼吸のバランスが大切です。
練習していくうちに、自然にできるようになります。

1 アルファベット・エイト
（ABC8の字）

ALPHABET 8s

目の前に紙を置いて、ペン（または鉛筆）で8を横にした字を書きます。中央から左上に向かってスタートして下さい。（図1参照）

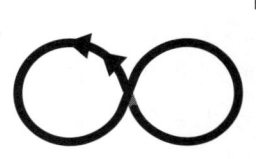

図1

❶ ステップ1：

左手で8を3回書きます。次に右手で3回。それから両手で3回書きます。ペン（または鉛筆）の先端を見ながら書いてください。（図1参照）

❷ ステップ2：

自分の利き手で8の字を3回書き、そのまま続けて、左側の円の上に小文字aを書きます。そのまま続けて8の字を2回書きます。（図2参照）

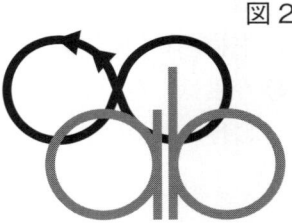

図2

❸ ステップ3：

自分の利き手で3回、8の字を書きます。そのまま続けてbを、右側の円の上に書きます。そのまま続けて8の字を2回書きます。

❹ スッテプ4：同様にc, d, e, fと続けて同じエクササイズを行います。（図3参照）

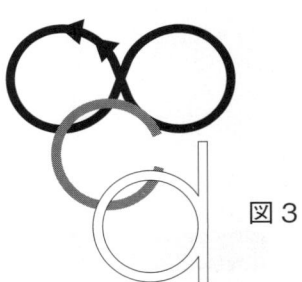

図3

アルファベット・エイトの効用

アルファベット・エイトは、レイジー・エイト（32頁）の応用で、文字のかたちと同じ動きのエクササイズです。文字の違いを練習するより、文字と同じ動きを練習するほうが、楽に書けるようになり、創造的なアイデアが生まれます。→82頁参照

2 アーム・アクティベーション （腕天井） ARM ACTIVATION

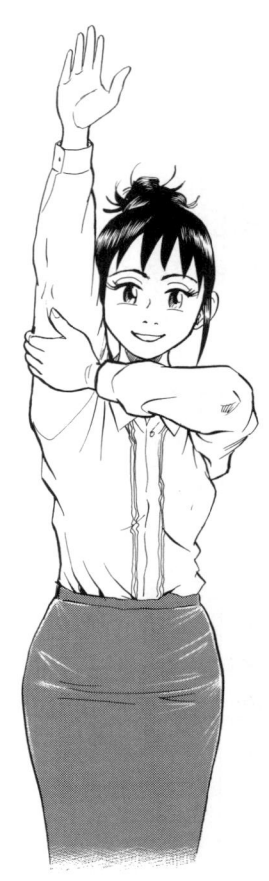

❶ 右手を天井に向けて上げます。
❷ 左手を右腕の肩近くに添え、右腕を支えます。(図参照)
❸ ゆっくり穏やかに口から息を吐きながら、右手を前に動かし、左手に圧をかけます。左手は、動かないように抵抗してください。約8秒間。
❹ 左手にかけた圧をゆるめながら、息を吸います。次に他の3方向(後、右横、左横)でも同じように行います。
❺ 今度は、左手を天井に向けて同じように行います。

アーム・アクティベーションの効用

アーム・アクティベーションは、胸部上方と肩の筋肉を伸ばします。この筋肉は、大きな運動から細かな動きまでつかさどる筋肉です。このエクササイズは肩と腕の筋肉をリラックスさせ、文字を書くストレスを解放します。文字の綴りが簡単に覚えられるようになり、文章を書くのも楽になります。
→82頁参照

3 バランス・ボタン （耳ボタン） BALANCE BUTTONS

❶ 右耳の後ろに右手の指2～3本を置きます。左手はへその上におきます。そのまま30秒から1分間、深い呼吸をして下さい。右耳の後ろ側が緊張しているようなら、鼻で右に向かって小さな円を描いて下さい。すると右の頭部が右手の指を押しつけて、右耳後部のマッサージになるのです。

❷ 左右の手を換えて、左の耳でも同様のことを行います。

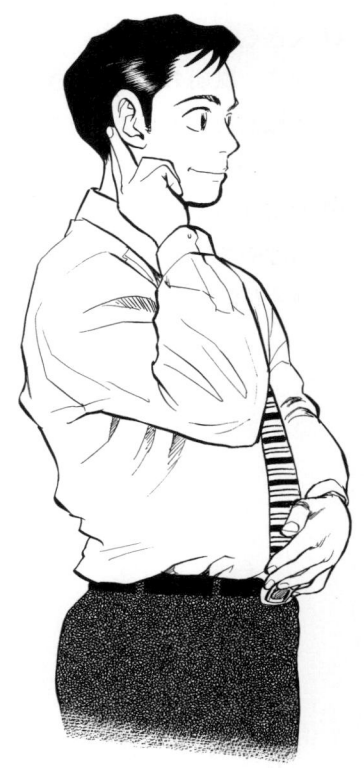

バランス・ボタンの効用

バランス・ボタンは内耳の三半規管が行う平衡感覚機能をアップさせます。何事においてもバランスが取りやすくなり、目や体全体がリラックスします。緊張が取れ、楽に考え、楽に行動できるようになります。体の調子がよくなるにつれ、決断力、集中力、問題解決能力も向上します。→83頁参照

4　ベリー・ブリージング
（はら呼吸）
BELLY BREATHING

❶ 両手をお腹の上におきます。短く少しずつフッフッと口から息を吐きます。空中の羽を浮かせようと息吐く感じです。息を吐き切るまで続けます。

❷ 大きく息を吸います。お腹を丸く膨らませて、風船のように大きくしてください。手はお腹においたままです。（背中を軽く弓なりにするともっと息が吸えます。）

❸ 次にゆっくり大きく息をはきます。一連の呼吸を3回以上行い、その間に自然なリズムをつくります。

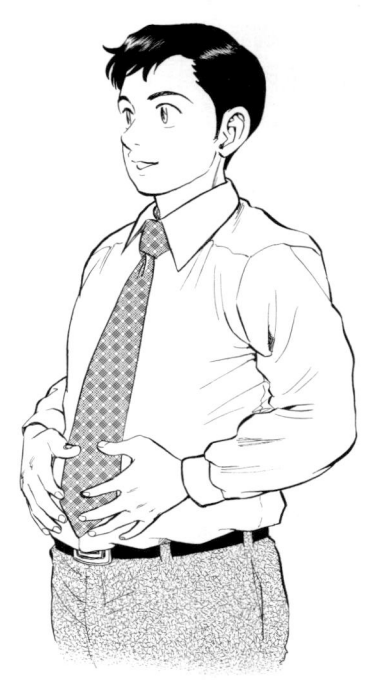

ベリー・ブリージングの効用

ベリー・ブリージングは、血液を通して酸素を体全体に、特に脳に運びやすくします。中枢神経をリラックスさせ、エネルギーがアップします。横隔膜を動かすことによって読解力と話す力が向上します。→83頁参照

5 ブレイン・ボタン
（胸ボタン）

BRAIN BUTTONS

❶ 左手をへそにあてます。右手の親指と他の指で、鎖骨の下の２つのくぼみ（胸の中心から２〜３センチ離れたところ）を触ります。鎖骨と胸骨が交差するところです。３０秒から１分間、この部分をこすりながら、左から右、右から左へと目を動かします。

❷ 左右の手を換えて同様に行います。

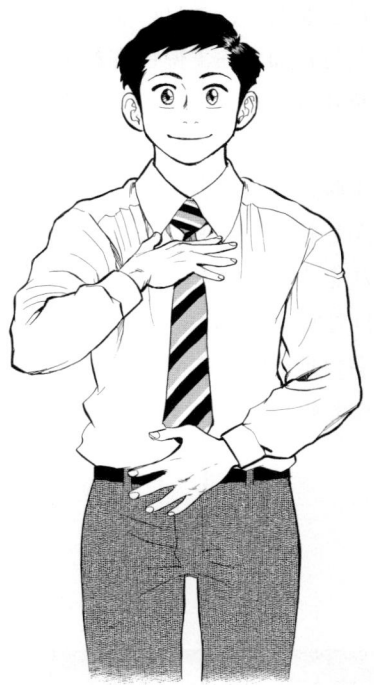

ブレイン・ボタンの効用

ブレイン・ボタンは、脳に新鮮な酸素を運ぶ頸動脈を刺激し、体の各部位から脳や視神経への指令メッセージを再構築する手助けをし、読み、書き、話し、指令に従うのに必要な、両脳の交差機能が向上します。→84頁参照

6 カーフ・ポンプ
（ふくらはぎのばし）

THE CALF PUMP

❶ 壁から腕の長さ分、離れたところに立ち、両手を肩幅に広げます。右足を後ろに伸ばし、右足の親指の付け根は床につけて、右足のかかとは床から離します。体は前かがみで４５度にします。

❷ 左ひざを曲げ、右足のかかとを床に押し付けながら、壁に寄りかかって息を吐きます。左ひざを曲げれば曲げるほど、右のふくらはぎが伸びます。息を吸いながら背中を起こし、右のかかとを緩めながら持ち上げます。

❸ これを３回以上くりかえして下さい。毎回呼吸をして締めくくって下さい。

❹ 左右の足を換えて、同じことをくりかえします。

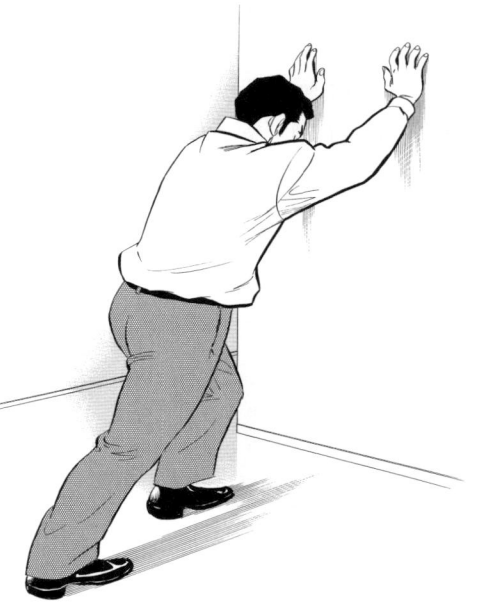

カーフ・ポンプの効用

カーフ・ポンプは、体の後方の筋肉と腱を鍛えます。反射神経をほぐし、積極的にものごとに取り組むことができないと感じている思いを解放します。集中力、注意力、理解力が増し、自分で決めた目標が達成できるようになります。→84頁参照

7 クロス・クロール　　THE CROSS CRAWL

❶ 右手を左足のひざに、左手を右足のひざに交互に触れながら、行進するように足踏みします。

❷ 4〜8回続けてから楽に呼吸します。
＊座った状態でもできます。

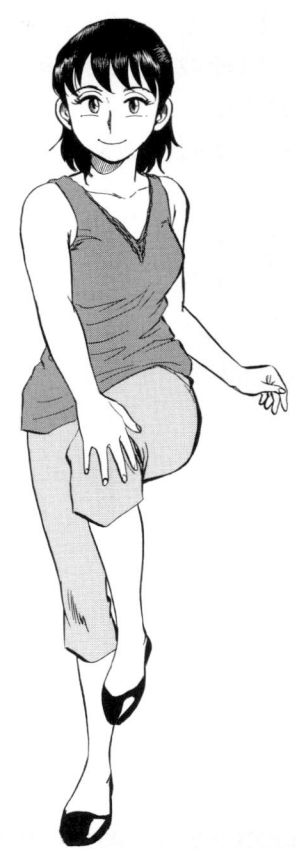

クロス・クロールの効用

クロス・クロールは、右脳と左脳を同時に活動させます。視覚、聴覚、運動感覚能力をつかさどる脳に関係しており、聞く、読む、書く能力、それから記憶力も向上します。→85頁参照

8 ダブル・ドゥードゥル （両手でお絵かき）　THE DOUBLE DOODLE

❶ 左右の手にそれぞれ、ペンを持ちます。
❷ 大きな紙に、両手を同時に使って、鏡文字を書きます。左右対称に同じ線や文字や絵を描きます。右手で先に書いて、左手でまねをして書いてもかまいません。丸とか四角、三角など大きくて簡単な線から始めます。初めのうちは、上に、下に、などと意識しながら書くといいでしょう。慣れてきたら、より複雑な文字や絵に挑戦します。

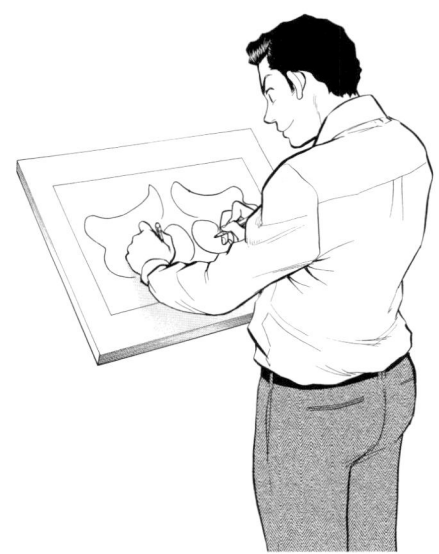

ダブル・ドゥードゥルの効用

ダブル・ドゥードゥルは、両手で描く動きです。体の正中線を基準とした空間上の方位・方向感覚を確立します。左右の目の調整能力をつけ、手と目の動きに協調をサポートし、書く能力を伸ばします。→85頁参照

9 アース・ボタン （あごボタン）

EARTH BUTTONS

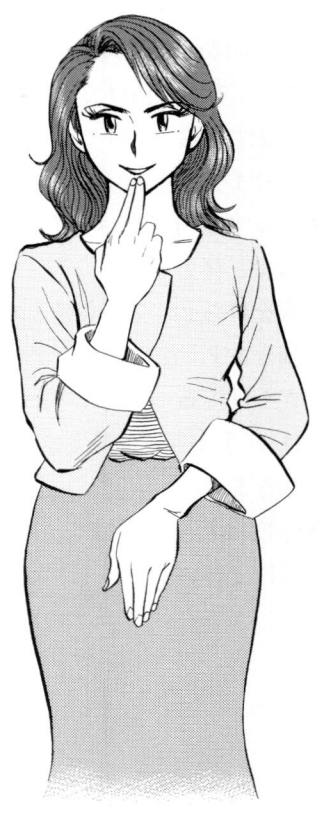

❶ 右手の指2本を下唇の下におきます。左手の手の平の下部を、へその上に置き、指を下に向けます。
❷ 床を見ながら深呼吸します。
❸ 視線を床から天井へ、天井から床へと少しずつ動かします。
❹ 目と体全体をリラックスさせながら、それぞれ3回以上繰り返し深呼吸します。
❺ 左右の手を換えて、同様に行います。

アース・ボタンの効用

アース・ボタンは体の正中線上にあります。体の左右両側を協調しなければならない あらゆる動きの中心となるポイントです。このポイントに触れると、脳が刺激され、精神的な疲労が和らぎます。ものごとを構成する能力を高め、目標に向かう力も高まります。→86頁参照

10 エレファント （ぞうさん）

THE ELEPHANT

❶ 足を肩幅に開いて立ちます。部屋の壁に向かって、大きく横8の字を書きます。ひざを曲げて、左腕を前に伸ばします。頭を傾けて、左の耳を左肩に付けます。

❷ まっすぐ前に伸ばした左腕の人差し指で、体の中心から左上に向かって、腰を持ち上げながら横8の字（∞）を描きます。深呼吸しながら、左手の動きを目で追ってください。（理想的には、左手が二重に見えます。）3回以上、描きます。

❸ 今度は右腕を伸ばし、右耳を右肩に付けて行います。

エレファントの効用

首の筋肉の緊張は、慢性的に人の話を聞くことを避けていることが原因です。エレファントは、音の知覚を抑制している首の筋肉の緊張をやわらげ、自然な柔軟性を取り戻します。左脳と右脳を統合して、聴く力を伸ばします。短期および長期の記憶力も増し、抽象的な思考もできるようになります。
→ 86頁参照

11 エナジャイザー (カエルの顔上げ)

THE ENERGIZER

❶ 机を前にして座り、両手を机の上に置いて、手と手の間に、額を置きます。
❷ 息を十分に吐いて、少しずつ頭を上げながら、深く息を吸って、背骨の基底部に息をふき込むようにします。すると、胴と肩の部分がリラックスします。
❸ 息をはくときは、あごを胸に付けるようにして息をはき、頭をテーブルに向けて下ろしていきます。首の後ろの部分を伸ばします。リラックスして深呼吸しながら、頭をテーブルにくっつけます。
❹ これを3回以上行います。

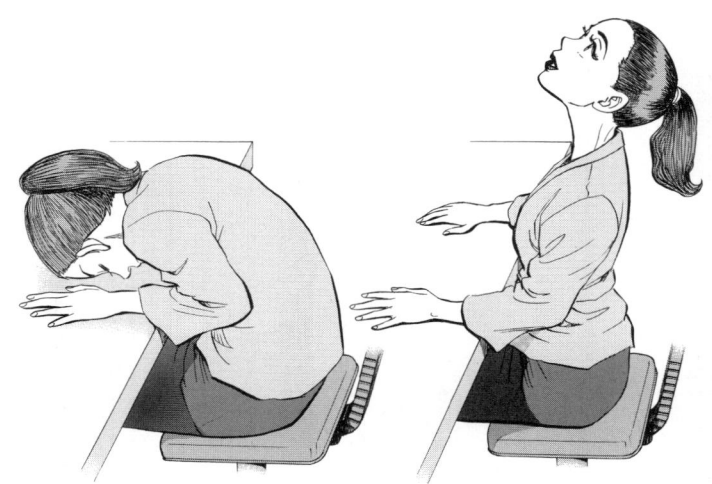

エナジャイザーの効用

このエクササイズは、背中の筋肉を整え、背骨を柔かくして、リラックスさせます。姿勢をよくし、集中力と注意力が増します。特に机やコンピュータに向かうときに効果的です。→86頁参照

12 エナジー・ヨーン （あくび刺激）

THE ENERGY YAWN

❶ あくびをしながら、両手の指先で、頬の上下の臼歯を覆っている部分を軽く押します。緊張をやさしく解きほぐしながら、深く、リラックスして、あくびをします。

❷ これを3回以上くり返します。

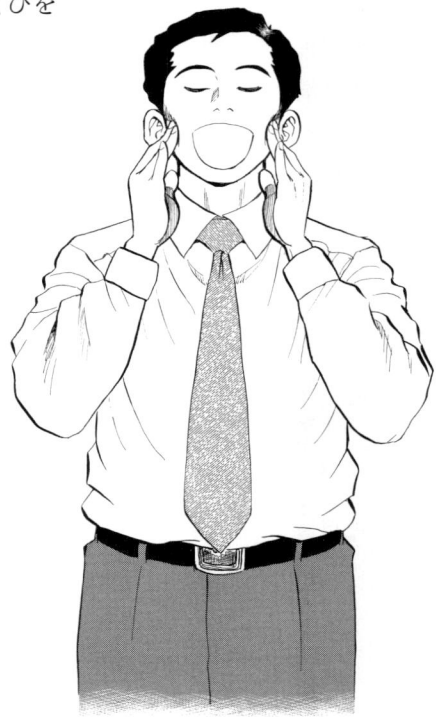

エナジー・ヨーンの効用

脳と体をつなぐ神経の50％以上が、顎の関節を通って、体の各部位に伝わります。口を開け閉めする筋肉をマッサージすることで、顎をリラックスさせ、右脳と左脳の統合を促します。エナジー・ヨーンは、目をリラックスさせる効果もあります。あごの動きを柔らかくすると、楽に表現ができるようになり、創造力も伸びます。→87頁参照

13 フット・フレックス
（足ほぐし）

THE FOOTFLEX

❶ イスに座って、右の足首を左の膝に乗せます。

❷ 右手で右膝の後ろ、ふくらはぎの筋肉の終わりの部分を握ります。左手でアキレス腱をしっかりつまみます。両手でしっかり右足の2点をつかみながら、5，6回右の足首を曲げたり、伸ばしたりを繰り返します。

❸ 右足の筋肉が伸びて、リラックスしていることを感じてください。
両足を床に下ろし、左右の足の感じの違いに気づいてください。

❹ 今度は左右の足を代えて、左足首を右膝に乗せて、同じように行います。

＊足を曲げるより、まっすぐにしてマッサージしたほうが効果的な人もいます。

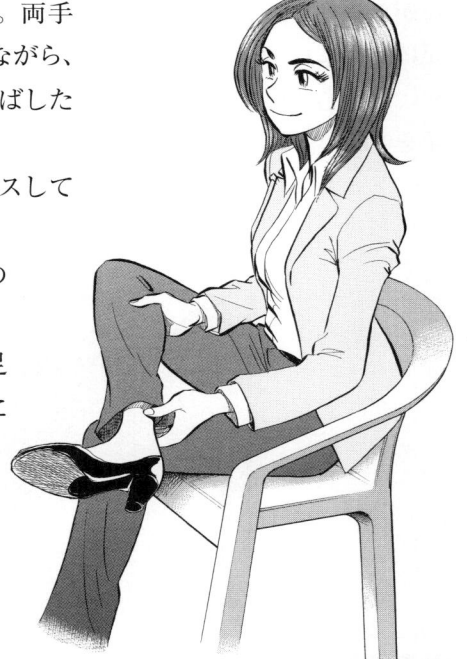

フット・フレックスの効用

フットレックスはふくらはぎの腱を、元来の長さに戻します。自分を抑え込んでしまう反射神経をリラックスさせ、コミュニケーション能力や集中力、仕事を完成させる能力を伸ばします。→87頁参照

14 グラビティ・グライダー（足のすべり台）

THE GRAVITY GLIDER

❶ 椅子に楽な姿勢で座ります。
❷ 左足首の上に右足首を置き、膝を少し曲げます。
❸ 頭を下に向けて、前かがみになりながら、手を前に伸ばして（手と足は並行に）、ゆっくり息をはきます。気持ちいいと思うところまで手を伸ばします。
❹ 元の姿勢に戻りながら、息を吸います。最後に頭を戻します。この動きを3回以上くりかえします。
❺ 今度は左右の足首を逆に交差して（右足首の上に左足首を置き）行います。

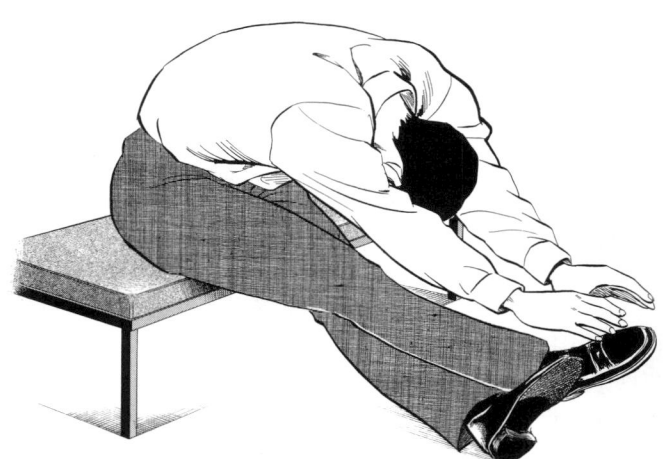

グラビティ・グライダーの効用

長時間座っていたり、骨盤にストレスがたまると、腰まわりの筋肉（腸腰筋群）が固くなります。すると、動作や体の柔軟性が鈍くなり、血液やリンパの循環も滞ってきます。腰まわりの筋肉が柔らかくなければ、体全体の調和をはかったり、理解能力を高めることはできません。グラビティ・グライダーを行うと、腰の筋肉が伸びて、柔らかくなります。→88頁参照

15 グラウンダー
（腰落とし）

THE GROUNDER

❶ 自分の脚長（つま先から股間までの長さ）よりやや短めに、両足を開いて立ちます。左のつま先は左に向けます。体を真正面に向けたままで、腰を下におろします。

❷ 息を吐きながら、左ひざを曲げ、右ひざをまっすぐなままにしておいてください。息を吸いながら、曲げた左ひざをまっすぐに戻して、体を再び直立状態に戻します。

❸ 3回以上、深呼吸しながら行います。

❹ 今度は右のつま先を右に向けて行います。

＊この応用として、曲げている足を椅子の座面に載せて行うこともできます。

＊どちらの場合も、ひざを曲げるのは、足（足先から膝）の長さの半分以下としてください。それ以上に曲げると痛めることがあります。

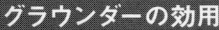

グラウンダーの効用

グラウンダーは腰まわりの筋肉（腸腰筋群）を伸ばし、柔らかくします。腰の筋肉は体のバランスを図り、身体を安定させる役割をしています。理解力、短期記憶力、自己表現力、整理能力が向上します。→ 88頁参照

16 フック・アップ　part 1　　HOOK-UPS PART ONE

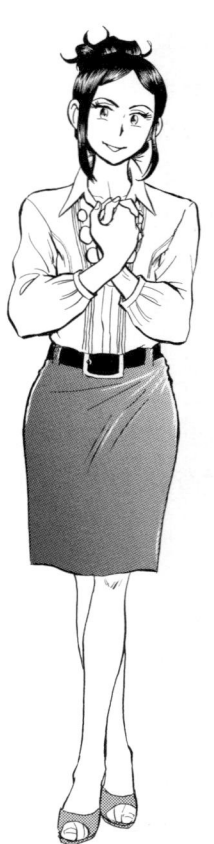

❶ 床に足の平全体をつけて立ちます。
❷ 左の足首を右足首の上に重ねます。次に、両腕を伸ばして、左右の手首でクロスさせて、両手のひらが合わさるようにして握ります。
❸ 指先をからめて、両手を胸の前に持ってきます。（両手を内側に回転させて、下から胸のところに持ち上げます。）右図。
❹ 舌を上あごにつけて（だいたい前歯の1センチ後ろ）、息を吸ってください。息を吐くときは舌を離します。
❺ 4～8回深呼吸しながら、この舌の動きを繰り返して下さい。

フック・アップの効用

フック・アップは、電磁エネルギーの研究者ウェイン・クックによって最初に開発されました。ポールとゲイル・デニッソンは、その応用版をここに紹介しています。パート1では、体の全エネルギー回路が一斉につながり、ブロックされているエネルギーを活性化します。パート2では、指先に触れることで、左脳と右脳がつながり、バランスをとります。これは、体の電磁波エネルギー

17 フック・アップ　part 2　HOOK-UPS PART TWO

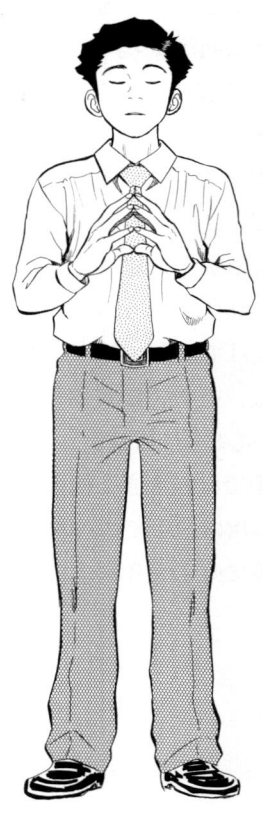

❶ 左右の足を離して、床に足の平全体をつけて立ちます。

❷ 両手の指先を軽く合わせます。（両手の平の間に、ボールがあり、それを両手のひらで支えているかのようにイメージしてください。）

❸ 目を閉じて、舌を上あごにつけて、息を吸ってください。息を吐くときは舌を離します。

❹ 4〜8回深呼吸しながら、この舌の動きを繰り返して下さい。

を強め、コンピュータや蛍光灯、テレビ、エアコンなど電磁波が強い環境では特に効果があります。活力が増した、自己評価が高くなった、人付き合いする上での距離の取り方が明確にわかってきたという報告例を多数いただいています。→88頁参照

18 レイジー・エイト
（横8の字 ∞）

LAZY 8s

❶ 右手をまっすぐ前に伸ばし、親指を天井に向けます。

❷ 親指を見ながら空中に、ゆっくりスムーズに、横8の字を大きく書きます。首は楽にして、頭はまっすぐ前を向けて下さい。8の字の動きに合わせて、頭が少し動いてもかまいません。

❸ 目の高さで、体の正面から左側へ腕を上げてゆき、ぐるりと回して中心に戻し、そのまま右側へぐるりと回して中心に戻します。

❹ 右手で3回大きく横8の字を書いた後、次は左手で3回書きます。
最後に両手を合わせて3回書きます。

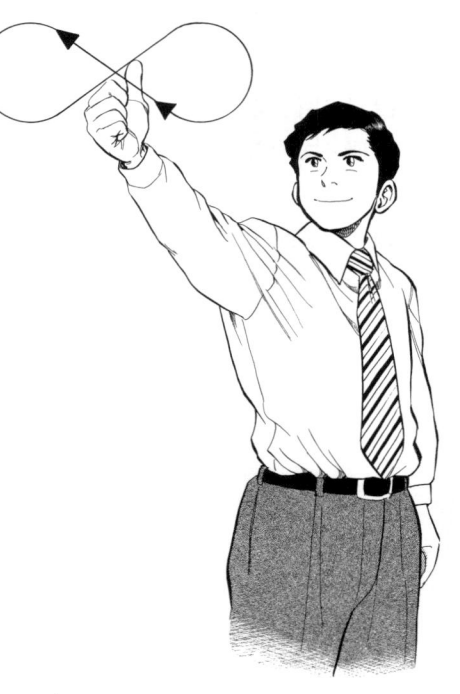

レイジー・エイトの効用

レイジー・エイトは右と左の視野を統合します。右脳と左脳の統合も促し、バランス能力と調整能力を高めます。両眼とも視力がよくなり、周辺視力（まっすぐ前を見てフォーカスしながら左右両側にも気づいている能力）もよくなったとの報告が多数あります。読み書き、理解能力が向上し、これらの能力に関係している体の部位がリラックスし、心の動きに気が向くようになります。→89頁参照

19 ネック・ロール
（首ゆりかご）

NECK ROLLS

❶ 深く呼吸しながら、肩の力を抜き、首を前に傾けます。

❷ 目を閉じて、ゆっくりと首を左右に動かします。緊張を見つけたら、すぐに鼻で小さく円を描き、深呼吸をし、首の緊張をほぐします。

❸ 左右に首を揺らすように動かします。3往復以上動かしてください。

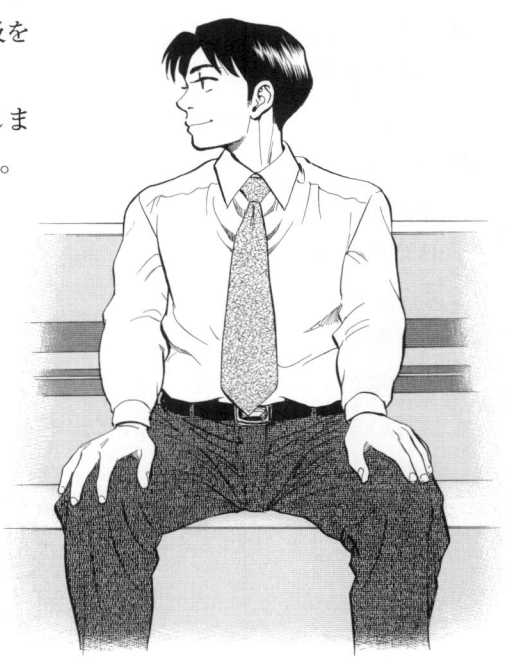

ネック・ロールの効用

首の緊張は、話をしたり、考えごとをしているときに、喉の筋肉が硬くなってくるため生じます。ネック・ロールをすると、緊張した筋肉がほぐれ、ストレスを感じることなく頭を使うことができるようになります。ネック・ロールは呼吸をスムーズにし、声帯をリラックスさせて声の通りをよくします。目も視野の中心部分を左右に動くので、読解能力も向上します。

→ 90頁参照

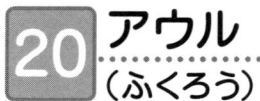 アウル
（ふくろう）

THE OWL

❶ 左手で、右肩の筋肉の上部をつかみ、強く握ります。深く息を吸います。頭を右肩に楽に乗せ息を吐きます。頭を中央に戻しながら、息を吸います。

❷ 頭が左肩に乗るところまできたら、息を吐きます。（右図）真ん中に頭が戻ってきたら息を吸います。

❸ 今度は、首を前に倒しながら息を吐き、あごを胸に寄せます。頭を上げながら、息を吸います。3方向（右、左、前）それぞれ3回以上呼吸をくりかえすと、肩と首はリラックスしてきます。

❹ 今度は右手で左肩を強く握って、同様に行います。3方向それぞれにおいて、3回以上行ってください。

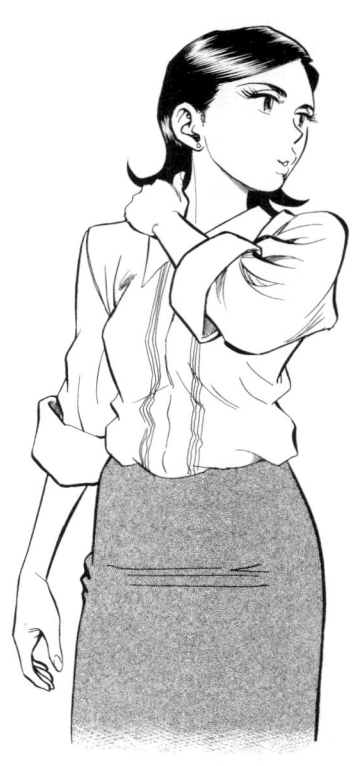

アウルの効用

アウルは肩と首の筋肉の緊張をほぐし、首の狭くなった可動域を元に戻します。首の筋肉の緊張は、本を読んでいるときに、口には出さず心の中でいろいろ話したり、本当は聞きたいことをガマンして聞かないことが原因で起こります。首の緊張がほぐれると、耳で聞いて理解する力や思考能力、話す力が向上します。→90頁参照

21 ポジティブ・ポイント （おでこボタン）

POSITIVE POINTS

❶ まゆと髪の生え際の真ん中に、わずかな膨らみが左右にあります。このポイント（ポジティブ・ポイント）に、それぞれ指を3本軽くおきます。（手を交差して、右手が左側に、左手が右側に来るようにしてもいいです。）

❷ 目を閉じて、6〜10回深呼吸する間、このポイントを軽く押さえます。

＊自分でポジティブ・ポイントに触れてもいいし、パートナーに触れてもらうのもよいです。ストレスをもっと解放するために、そのストレスを作り出した状況や、それに代わる新しい可能性について考えるのも効果的です。

ポジティブ・ポイントの効用

ポジティブ・ポイントは、指圧のポイントで、特に戦うか逃げるかの反射反応を緩和することで知られています。ここを押さえることによって感情的なストレスを解放します。このポイントに触れると、ストレスに対する脳の反応が中脳から前頭葉に移るので、ストレスに対して冷静な態度がとれるようになります。→91頁参照

22 ロッカー（お尻ごろごろ）

THE ROCKER

❶ ひざを曲げて、両足を前に出して床に座ります。固くない床で行って下さい。固い床で行うと、腰を痛めることがありますから、気をつけて下さい。

❷ 手とお尻をついて、体重を後ろにのせます。

❸ 小さく体を前後に揺らし、お尻や足の裏側の緊張をすべてほぐします。

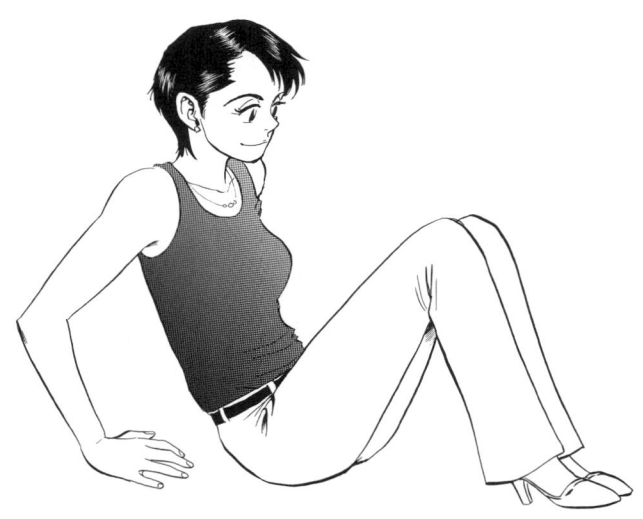

ロッカーの効用

このエクササイズでは、ハムストリング筋や腰をマッサージすることで、体の後ろ側にある緊張した筋肉をほぐします。脳脊髄液を脳に流れやすくし、集中力や理解力を伸ばします。背中の下部や腰が柔らかくなると、腰が据わり、椅子に座るのも楽になります。→91頁参照

23 スペース・ボタン
(尾骨ボタン)

SPACE BUTTONS

❶ 右手の指を2本、上唇の上に乗せます。
❷ 左手の指先を尾骨に下向きに触れます。
❸ 天井を見ながら、深呼吸します。
❹ ゆっくりと視線を床にまで下ろしてきます。
❺ ゆっくりと視線を天井まで上げます。
❻ 3往復以上くりかえすと、目と全身がリラックスしてくるでしょう。

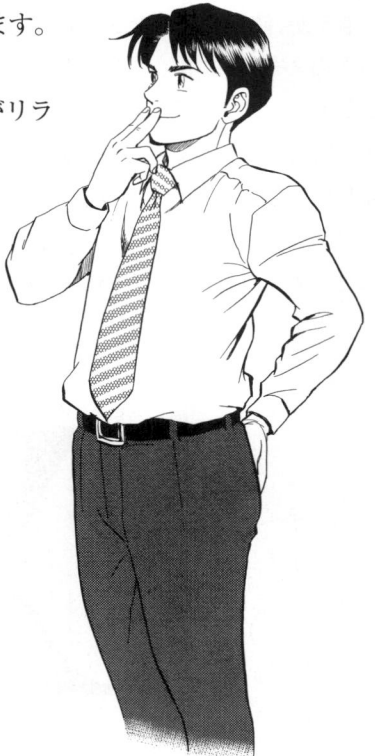

スペース・ボタンの効用

スペース・ボタンは中枢神経の最上部と最下部近くに触れています。つまり、脊椎、後脳、中脳（目と鼻の後ろ）、大脳皮質の近くに触れているのです。2点を押さえることで、中枢神経のすべてを活性化し、注意力や意欲を増し、決断を下すときの直感を磨きます。→91頁参照

24 Xを考える

THINK OF AN X

このページのXをしばらく見て、目を閉じてXの文字を思い浮かべます。どのくらい正確にXを思い浮かべることができるか、確認してください。左、右、上、下からの線が中心点で交わっていることをイメージできましたか。Xの文字が体と同じく対称的な構造であることも意識してください。たとえば、人間の体の臀部は、Xの文字と同じように左右対称で、左右逆側の肩とつながっているのです。

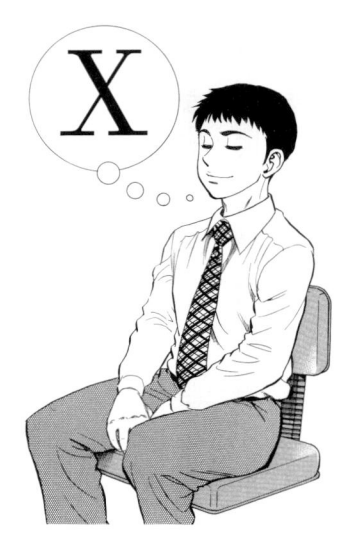

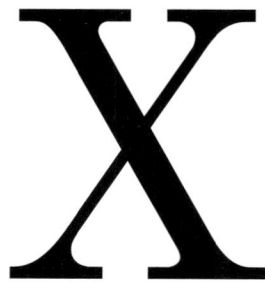

X

Xを考えるの効用

Xは、左右の視野、体の左右、左脳と右脳の統合を図る力があります。Xを考えると、両目、体の両側が使えるようになります。脳全体、体全体の統合をはかり、思考やコミュニケーション、その他あらゆる行動が楽になります。→ 92頁参照

25 シンキング・キャップ
（耳刺激）

THE THINKING CAP

❶ 手を左右の耳におき、やさしく、耳の縁を広げていきます。
❷ 上から下まで、3往復以上連続して広げます。

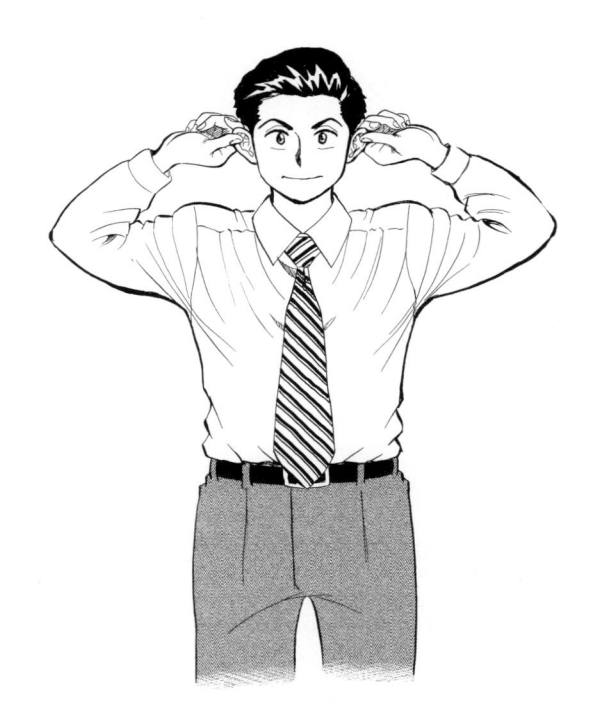

シンキング・キャップの効用

シンキング・キャップをすると、余計な音を遮断し、必要な音楽や言葉だけが入ってくるようになります。聞く力を高め、短期記憶や抽象的な思考に効果があります。→92頁参照

JOB INDEX

Part 1 職業別ブレインジム

・・・・・・・・・・・・・・・・・・・・・・・・

以下のページで自分の職業を見つけます。
各ページの左側に太字で書かれている業務を見て、
自分が今伸ばしたいと思うものを選びます。

業務を始める前、または合間に適宜、
おすすめのエクササイズ（詳しくは P15〜39）
を行ってください。

エクササイズを終えたら
- **仕事が快適になり**
- **楽になり**
- **楽しくなったこと**
- **また効率が上がったこと**

を確認してください。

【会計士・経理業務】

　会計士は、上場企業が公開している決算書をチェックして、それが正しいことを証明する意見書を作成します。計算する能力 **1.** や法律用語の解釈が楽にできること **2.** が求められます。相手のある仕事なので、顧客とのコミュニケーション能力 **3.** や、人の話をリラックスして聞く **4.** こと、締め切りを守り **5.**、仕事を最後までやり遂げる力を高める **6.** ことも必要です。

　経理業務はまず、伝票の記入作業をはかどらせ **7.**、最終的に試算表や決算書を作成します。細やかな配慮をしながら **8.**、正確に文書を作成する **9.** 能力が求められます。そして、決算書等の経営資料から記憶力 **10.** や集中力を高めて **11.** 問題点等を洗い出し、改善案を提示・実行します。

1. 計算する
　アース・ボタン（p23）、スペース・ボタン（p37）、バランス・ボタン（p17）、シンキング・キャップ（p39）、アウル（p34）、エナジー・ヨーン（p26）

2. 法律用語の解釈ができる
　ブレイン・ボタン（p19）、アース・ボタン（p23）、レイジー・エイト（p32）、ポジティブ・ポイント（p35）

3. 顧客とのコミュニケーション能力を伸ばす
　エナジー・ヨーン（p26）、フット・フレックス（p27）、カーフ・ポンプ（p20）、グラビティ・グライダー（p28）

4. 人の話をリラックスして聞く
　シンキング・キャップ（p39）、エレファント（p24）、アウル（p34）

5. 締め切りを守る
　ベリー・ブリージング（p18）、アース・ボタン（p23）、バランス・ボタン（p17）、ポジティブ・ポイント（p35）、フック・アップ（p30,p31）

6. 最後までやり遂げる力を高める
　フック・アップ（p30,p31）、エナジー・ヨーン（p26）、フット・フレックス（p27）、カーフ・ポンプ（p20）

7. 記入作業がはかどる
　アーム・アクティベーション（p16）、ダブル・ドゥードゥル（p22）、アルファベッ

ト・エイト（p15）、エナジー・ヨーン（p26）

8. 細やかな配慮ができる
ブレイン・ボタン（p19）、クロス・クロール（p21）、アース・ボタン（p23）、レイジー・エイト（p32）

9. 正確に文書を作成する
アース・ボタン（p23）、エレファント（p24）、シンキング・キャップ（p39）、アウル（p34）

10. 記憶力を高める
エレファント（p24）、アウル（p34）、シンキング・キャップ（p39）

11. 集中力を高める
カーフ・ポンプ（p20）、フット・フレックス（p27）、グラビティ・グライダー（p28）、アウル（p34）

12. コミュニケーション能力の向上
カーフ・ポンプ（p20）、フット・フレックス（p27）、レイジー・エイト（p32）、エナジー・ヨーン（p26）

13. 数表を扱う
ブレイン・ボタン（p19）、クロス・クロール（p21）、アース・ボタン（p23）、スペース・ボタン（p37）、レイジー・エイト（p32）

14. 事務仕事を片付ける
ダブル・ドゥードゥル（p22）、ロッカー（p36）、ポジティブ・ポイント（p35）

15. 楽に座る
アーム・アクティベーション（p16）、グラウンダー（p29）、グラビティ・グライダー（p28）、（座ったまま）クロス・クロール（p21）

16. 入力を正確に行う
ブレイン・ボタン（p19）、バランス・ボタン（p17）、アース・ボタン（p23）、シンキング・キャップ（p39）

17. コンピュータ作業を快適に行う
水、ブレイン・ボタン（p19）、バランス・ボタン（p17）、ネック・ロール（p33）、フック・アップ（p30,p31）

18. 一人作業を苦にしない
水、ブレイン・ボタン（p19）、クロス・クロール（p21）、フック・アップ（p30,p31）

19. 仕事に自信を持つ

　　バランス・ボタン (p17)、アース・ボタン (p23)、スペース・ボタン (p37)

20. 別の視点から物事を見る

　　カーフ・ポンプ (p20)、フット・フレックス (p27)、フック・アップ (p30,p31)

21. 気持ちを前向きに持つ

　　ポジティブ・ポイント (p35)、フック・アップ (p30,p31)、バランス・ボタン (p17)

22. ユーモアを持って応対する

　　ロッカー (p36)、アーム・アクティベーション (p16)、シンキング・キャップ (p39)、エナジー・ヨーン (p26)、フック・アップ (p30,p31)

23. 指示通りに実行する

　　シンキング・キャップ (p39)、バランス・ボタン (p17)、アウル (p34)、エレファント (p24)、クロス・クロール (p21)、フック・アップ (p30,p31)

24. 留守電にわかりやすいメッセージを残す

　　フック・アップ (p30,p31)、エナジー・ヨーン (p26)、カーフ・ポンプ (p20)、エナジャイザー (p25)

25. インターネット検索を効率的に行う

　　クロス・クロール (p21)、ブレイン・ボタン (p19)、シンキング・キャップ (p39)、アーム・アクティベーション (p16)

【一般事務職・事務業務全般】

　一般事務はどの業界でもニーズのある職種なので、一番需要の多い分野といえるでしょう。業務内容は、電話対応やパソコンを使った文書作成やデータ入力業務等が一般的で、コンピュータ作業を快適に行い **1.**、正確で **2.**、読みやすい文書を作成する **3.** 能力などが必要です。事務職は仕事をスケジュールを守って **4.** 指示通りに実行 **5.** し、頼まれた仕事をきちんとこなし **6.**、効果的なコミュニケーション能力 **7.** や、細やかな配慮 **8.** も必要です。同僚とのチームワークで円滑に作業する **9.** ことも必要です。他の部署をサポートしたり、営業のサポートをしたりなどと、業務は多岐にわたります。

1. コンピュータ作業を快適に行う

水、ブレイン・ボタン (p19)、バランス・ボタン (p17)、ネック・ロール (p33)、フック・アップ (p30,p31)

2. 正確に文書を作成する

　アース・ボタン (p23)、エレファント (p24)、シンキング・キャップ (p39)、アウル (p34)

3. わかりやすく読みやすい文書を作成する

　アーム・アクティベーション (p16)、ダブル・ドゥードゥル (p22)、レイジー・エイト (p32)、アルファベット・エイト (p15)、

4. スケジュールを守る

　ベリー・ブリージング (p18)、アース・ボタン (p23)、バランス・ボタン (p17)、ポジティブ・ポイント (p35)、フック・アップ (p30,p31)

5. 指示通りに実行する

　シンキング・キャップ (p39)、バランス・ボタン (p17)、アウル (p34)、エレファント (p24)、クロス・クロール (p21)、フック・アップ (p30,p31)

6. 頼まれたことをきちんとこなす

　シンキング・キャップ (p39)、レイジー・エイト (p32)、クロス・クロール (p21)

7. 効果的なコミュニケーションを図る

　カーフ・ポンプ (p20)、フット・フレックス (p27)、レイジー・エイト (p32)、エナジー・ヨーン (p26)

8. 細やかな配慮ができる

　ブレイン・ボタン (p19)、クロス・クロール (p21)、アース・ボタン (p23)、レイジー・エイト (p32)

9. チームワーク作業を円滑に行う

　ダブル・ドゥードゥル (p22)、フット・フレックス (p27)、カーフ・ポンプ (p20)

10. 才能を発揮する

　フット・フレックス (p27)、ロッカー (p36)、(座ったまま) クロス・クロール (p21)、エナジャイザー (p25)

11. 楽に接客する

　カーフ・ポンプ (p20)、フット・フレックス (p27)、エナジー・ヨーン (p26)、エナジャイザー (p25)

12. 自信を維持する

バランス・ボタン（p17）、アース・ボタン（p23）、スペース・ボタン（p37）

13. 人の話をよく聞く
シンキング・キャップ（p39）、エレファント（p24）、アウル（p34）

14. 記憶力を高める
エレファント（p24）、アウル（p34）、シンキング・キャップ（p39）

15. 別の視点から物事を見る
カーフ・ポンプ（p20）、フット・フレックス（p27）、フック・アップ（p30,p31）

16. 気持ちを前向きに持つ
ポジティブ・ポイント（p35）、フック・アップ（p30,p31）、バランス・ボタン（p17）

17. 集中力を高める
カーフ・ポンプ（p20）、フット・フレックス（p27）、グラビティ・グライダー（p28）、アウル（p34）

18. ユーモアを持って応対する
ロッカー（p36）、アーム・アクティベーション（p16）、シンキング・キャップ（p39）、エナジー・ヨーン（p26）、フック・アップ（p30,p31）

19. 苦情を楽に処理する
フット・フレックス（p27）、グラビティ・グライダー（p28）、カーフ・ポンプ（p20）

20. 批判に対し楽に対応する
カーフ・ポンプ（p20）、フック・アップ（p30,p31）、ポジティブ・ポイント（p35）

21. 書類整理を楽に行う
バランス・ボタン（p17）、アース・ボタン（p23）、スペース・ボタン（p37）

22. 大量のメール処理を効率的に行う
水、グラウンダー（p29）、クロス・クロール（p21）、Xを考える（p38）

23. 文書を読んで目が疲れない
水、ブレイン・ボタン（p19）、アース・ボタン（p23）、レイジー・エイト（p32）、クロス・クロール（p21）、Xを考える（p38）

24. 読むと同時に理解する能力の向上
フット・フレックス（p27）、グラビティ・グライダー（p28）、グラウンダー（p29）、カーフ・ポンプ（p20）

25. 文書を速く読む
カーフ・ポンプ（p20）、クロス・クロール（p21）、レイジー・エイト（p32）、

Xを考える（p38）

26. 快適に車の運転ができる
バランス・ボタン（p17）、レイジー・エイト（p32）、フック・アップ（p30,p31）、ポジティブ・ポイント（p35）

27. 留守電にわかりやすいメッセージを残す
フック・アップ（p30,p31）、エナジー・ヨーン（p26）、カーフ・ポンプ（p20）、エナジャイザー（p25）

28. インターネット検索を効率的に行う
クロス・クロール（p21）、ブレイン・ボタン（p19）、シンキング・キャップ（p39）、アーム・アクティベーション（p16）

【プログラマー・プログラミング業務全般】

プログラミングでは、創造力を発揮する**1.** 純粋な喜びと、プログラミング能力を最大限に高めて**2.** 作ったプログラムがうまく作動する面白さを味わえます。集中力が高く**3.**、一人作業を苦にしない**4.** 人に向いています。

他方、完璧でなければプログラムは動かないので、完成したプログラムの検証作業を確実に行い**5.**、問題を解決する能力**6.** が求められます。

プログラムの細部に気を配って**7.** 微細なバグを見つけ出すのは骨の折れる単純労働ですが、気持ちを前向きに持って**8.** 根気よく続け、顧客が要求する締め切りを守って**9.** 完成させなければなりません。

ディスプレイを長時間見つめ続けることも多いので、コンピュータから目を守る**10.** ようにし、長時間楽に座って**11.** コンピュータ作業を快適に行える**12.** とよいでしょう。

1. 創造力を発揮する
ダブル・ドゥードゥル（p22）、フット・フレックス（p27）、カーフ・ポンプ（p20）、エナジー・ヨーン（p26）

2. プログラミング能力を最大限に高める
カーフ・ポンプ（p20）、エレファント（p24）、ネック・ロール（p33）、アウル（p34）

3. 集中力を高める

カーフ・ポンプ（p20）、フット・フレックス（p27）、グラビティ・グライダー（p28）、アウル（p34）

4. 一人作業を苦にしない
水、ブレイン・ボタン（p19）、クロス・クロール（p21）、フック・アップ（p30,p31）

5. 検証作業を確実に行う
ロッカー（p36）、エナジャイザー（p25）、クロス・クロール（p21）

6. 問題解決能力の向上
クロス・クロール（p21）、バランス・ボタン（p17）、ネック・ロール（p33）、ポジティブ・ポイント（p35）

7. 細部に気を配る
ブレイン・ボタン（p19）、クロス・クロール（p21）、アース・ボタン（p23）、レイジー・エイト（p32）

8. 気持ちを前向きに持つ
ポジティブ・ポイント（p35）、フック・アップ（p30,p31）、バランス・ボタン（p17）

9. 締め切りを守る
ベリー・ブリージング（p18）、アース・ボタン（p23）、バランス・ボタン（p17）、ポジティブ・ポイント（p35）、フック・アップ（p30,p31）

10. コンピュータから目を守る
水、ブレイン・ボタン（p19）、クロス・クロール（p21）、レイジー・エイト（p32）

11. 楽に座る
アーム・アクティベーション（p16）、グラウンダー（p29）、グラビティ・グライダー（p28）、（座ったまま）クロス・クロール（p21）

12. コンピュータ作業を快適に行う
水、ブレイン・ボタン（p19）、バランス・ボタン（p17）、ネック・ロール（p33）、フック・アップ（p30,p31）

13. キーボード操作を効率的に行う
アーム・アクティベーション（p16）、ダブル・ドゥードゥル（p22）、レイジー・エイト（p32）、アルファベット・エイト（p15）

14. 柔軟な姿勢を維持する
アーム・アクティベーション（p16）、クロス・クロール（p21）、グラビティ・グライダー（p28）、エナジャイザー（p25）

15. 入力を正確に行う

ブレイン・ボタン（p19）、バランス・ボタン（p17）、アース・ボタン（p23）、シンキング・キャップ（p39）

16. **データ入力を迅速、正確、楽に行う**

    水、ブレイン・ボタン（p19）、ネック・ロール（p33）、フック・アップ（p30,p31）

17. **落ち着いて仕事に取り組む**

    アース・ボタン（p23）、フック・アップ（p30,p31）、ポジティブ・ポイント（p35）

18. **コンピュータ トラブルの処理を迅速に行う**

    アース・ボタン（p23）、スペース・ボタン（p37）、エナジャイザー（p25）、フック・アップ（p30,p31）

19. **長期戦略を練る**

    カーフ・ポンプ（p20）、グラウンダー（p29）、グラビティ・グライダー（p28）、エレファント（p24）

20. **インターネット検索を効率的に行う**

    クロス・クロール（p21）、ブレイン・ボタン（p19）、シンキング・キャップ（p39）、アーム・アクティベーション（p16）

【サービス業・顧客サービス業務全般】

サービス業では、お客様との信頼関係を築く**1.**ことが大切です。自信を持って**2.**、楽に接客**3.**しましょう。臨機応変に、ユーモアを持って応対する**4.**ことも必要です。トラブルが起こったときには苦情を素早く処理し**5.**、お客様の拒否反応に対処する**6.**ことが求められます。トラブルの場合にも気持ちを前向きに持ち**7.**、自己管理ができて**8.**いれば、気持ちを引きずらず経験を次に活かすことができます。

電話での応対にも気を使う必要があります。気持ちの良い電話対応を**9.**、感じの良い声で**10.**行えると印象がよいでしょう。留守電に残すメッセージも分かりやすい表現**11.**を選びましょう。

1. **お客様との信頼関係を築く**

    フット・フレックス（p27）、エナジー・ヨーン（p26）、レイジー・エイト（p32）、カーフ・ポンプ（p20）

2. 自信を持って接客を行う

　シンキング・キャップ (p39)、アウル (p34)、クロス・クロール (p21)、ポジティブ・ポイント (p35)

3. 楽に接客する

　カーフ・ポンプ (p20)、フット・フレックス (p27)、エナジー・ヨーン (p26)、エナジャイザー (p25)

4. ユーモアを持って応対する

　ロッカー (p36)、アーム・アクティベーション (p16)、シンキング・キャップ (p39)、エナジャイザー (p25)、フック・アップ (p30,p31)

5. 苦情を素早く処理する

　フット・フレックス (p27)、グラビティ・グライダー (p28)、カーフ・ポンプ (p20)

6. お客様の拒否反応に対処する

　ベリー・ブリージング (p18)、ネック・ロール (p33)、エナジー・ヨーン (p26)、ポジティブ・ポイント (p35)、フック・アップ (p30,p31)

7. 気持ちを前向きに持つ

　ポジティブ・ポイント (p35)、フック・アップ (p30,p31)、バランス・ボタン (p17)

8. 自己管理を行う

　バランス・ボタン (p17)、フック・アップ (p30,p31)、ポジティブ・ポイント (p35)

9. 気持ちの良い電話応対を行う

　バランス・ボタン (p17)、エレファント (p24)、アウル (p34)、アーム・アクティベーション (p16)、エナジー・ヨーン (p26)、シンキング・キャップ (p39)

10. 感じの良い声で電話応対を行う

　エレファント (p24)、エナジー・ヨーン (p26)、アウル (p34)、シンキング・キャップ (p39)、フック・アップ (p30,p31)

11. 留守電にメッセージを残す

　フック・アップ (p30,p31)、エナジー・ヨーン (p26)、カーフ・ポンプ (p20)、エナジャイザー (p25)

12. 読みやすい文書を作成する

　アーム・アクティベーション (p16)、ダブル・ドゥードゥル (p22)、レイジー・エイト (p32)、アルファベット・エイト (p15)

【情報処理業・データ処理業務全般】

資料から表計算ソフトなどへデータを入力したり、会議やインタビューの録音された音声を起こしてデータにする仕事です。

データ入力を迅速、正確、楽に行える **1.** のが大前提です。パソコンのキーボード操作を効率的に行って **2.** リスト（表）作成を行い **3.**、正確に順序正しく並べて **4.** 仕上げます。決められた締め切りを守って仕事を済ませなければなりません。

飽き飽きしてくるような緻密で単調な作業のくり返しなので、意欲を保つ **5.** のが大変なところです。長時間楽に座り **6.**、コンピュータから目を守る **7.** 工夫も要るでしょう。コンピュータ作業を快適に行い **8.**、データ入力が正確にできて **9.**、正確に文書を作成する **10.** ことが苦でなければ、人間関係によるストレスの比較的少ない職種ですので、向いているかもしれません。

1. データ入力を迅速、正確、楽に行う
　　水、ブレイン・ボタン（p19）、ネック・ロール（p33）、フック・アップ（p30,p31）

2. キーボード操作を効率的に行う
　　アーム・アクティベーション（p16）、ダブル・ドゥードゥル（p22）、レイジー・エイト（p32）、アルファベット・エイト（p15）

3. パソコンでリスト（表）を作成する
　　アース・ボタン（p23）、スペース・ボタン（p37）、バランス・ボタン（p17）

4. 正確に順序正しく並べる
　　カーフ・ポンプ（p20）、エレファント（p24）、ネック・ロール（p33）、アウル（p34）、グラビティ・グライダー（p28）、ダブル・ドゥードゥル（p22）

5. 意欲を保つ
　　フック・アップ（p30,p31）、カーフ・ポンプ（p20）、グラビティ・グライダー（p28）

6. 楽に座る
　　アーム・アクティベーション（p16）、グラウンダー（p29）、グラビティ・グライダー（p28）、（座ったまま）クロス・クロール（p21）

7. コンピュータから目を守る
　　水、ブレイン・ボタン（p19）、クロス・クロール（p21）、レイジー・エイト（p32）

8. コンピュータ作業を快適に行う

水、ブレイン・ボタン（p19）、バランス・ボタン（p17）、ネック・ロール（p33）、フック・アップ（p30,p31）

9. 入力を正確に行う

ブレイン・ボタン（p19）、バランス・ボタン（p17）、アース・ボタン（p23）、シンキング・キャップ（p39）

10. 正確に文書を作成する

アース・ボタン（p23）、エレファント（p24）、シンキング・キャップ（p39）、アウル（p34）

【経営者・運営業務全般】

優秀な経営者は、ビジネスの長期戦略を練り **1.**、さまざまな状況でもゆるがない価値観を持って会社の価値を維持 **2.** しており、何が大切か優先順位を明確にして **3.**、目標を設定し達成していきます **4.**。リーダーシップを発揮する **5.** のはもちろん、高い対人能力を求められます。ときにはユーモアをもって人に応対し **6.**、批判のための批判ではなく建設的に批判ができ **7.**、人に批判されても楽に応対できる **8.** ようでなければなりません。人材を管理 **9.** し、人事決定を行なう **10.** 能力が要求され、面接 **11.** で人を見る目が要求されます。当然人前で話したり **12.**、文書を人前で声を出して読む **13.** 機会も多いでしょう。困難が多い立場ですが、いつも気持ちを前向きに **14.**、創造力を発揮して **15.** 困難を乗り越えたときの喜びはひとしおです。自分にしかできないこと以外は任せ **16.**、チームを育成 **17.** したり、仕事がうまく回るような環境を作るのも経営者の役目です。会議を進行して **18.** アイディアを募り、経営の改善につなげることも必要でしょう。文書を速く読み **19.**、読むと同時に理解し **20.**、インターネット検索を効率的に行えるといった情報処理能力もあれば万全です。

1. 長期戦略を練る

カーフ・ポンプ（p20）、グラウンダー（p29）、グラビティ・グライダー（p28）、エレファント（p24）

2. 価値の維持

カーフ・ポンプ (p20)、フット・フレックス (p27)、エナジー・ヨーン (p26)、フック・アップ (p30,p31)

3. 優先順位を明確にする

スペース・ボタン (p37)、シンキング・キャップ (p39)、クロス・クロール (p21)、フック・アップ (p30,p31)

4. 目標設定と達成

水、ブレイン・ボタン (p19)、クロス・クロール (p21)、フック・アップ (p30,p31)

5. リーダーシップを発揮する

フット・フレックス (p27)、カーフ・ポンプ (p20)、エナジー・ヨーン (p26)、レイジー・エイト (p32)

6. ユーモアを持って応対する

ロッカー (p36)、アーム・アクティベーション (p16)、シンキング・キャップ (p39)、エナジー・ヨーン (p26)、フック・アップ (p30,p31)

7. 建設的な批判を行う

ネック・ロール (p33)、エナジー・ヨーン (p26)、ベリー・ブリージング (p18)

8. 批判に対し楽に対応する

カーフ・ポンプ (p20)、フック・アップ (p30,p31)、ポジティブ・ポイント (p35)

9. 人材管理をする

バランス・ボタン (p17)、アース・ボタン (p23)、スペース・ボタン (p37)

10. 人事決定を行う

フット・フレックス (p27)、グラウンダー (p29)、カーフ・ポンプ (p20)、グラビティ・グライダー (p28)

11. 面接

フット・フレックス (p27)、カーフ・ポンプ (p20)、エナジー・ヨーン (p26)、レイジー・エイト (p32)

12. 人前で話す

エレファント (p24)、エナジー・ヨーン (p26)、シンキング・キャップ (p39)、クロス・クロール (p21)、フック・アップ (p30,p31)、ポジティブ・ポイント (p35)

13. 文書を人前で声を出して読み上げる

ロッカー (p36)、ネック・ロール (p33)、エナジー・ヨーン (p26)、ベリー・

ブリージング (p18)

14. 気持ちを前向きに持つ
ポジティブ・ポイント (p35)、フック・アップ (p30,p31)、バランス・ボタン (p17)

15. 創造力を発揮する
ダブル・ドゥードゥル(p22)、フット・フレックス(p27)、カーフ・ポンプ(p20)、エナジー・ヨーン(p26)

16. 仕事を任せる
グラウンダー (p29)、グラビティ・グライダー (p28)、アウル (p34)

17. チームの育成
ロッカー (p36)、カーフ・ポンプ (p20)、バランス・ボタン (p17)、クロス・クロール (p21)、レイジー・エイト (p32)

18. 会議を進行する
カーフ・ポンプ (p20)、ブレイン・ボタン (p19)、バランス・ボタン (p17)、フック・アップ (p30,p31)

19. 文書を速く読む
カーフ・ポンプ (p20)、クロス・クロール (p21)、レイジー・エイト (p32)、Xを考える (p38)

20. 読むと同時に理解する
フット・フレックス (p27)、グラビティ・グライダー (p28)、グラウンダー (p29)、カーフ・ポンプ (p20)

21. インターネット検索を効率的に行う
クロス・クロール (p21)、ブレイン・ボタン (p19)、シンキング・キャップ (p39)、アーム・アクティベーション (p16)

22. ノルマを果たす
アース・ボタン (p23)、スペース・ボタン (p37)、バランス・ボタン (p17)

23. 同僚との良好な関係
クロス・クロール (p21)、ロッカー (p36)、ネック・ロール (p33)、エナジー・ヨーン (p26)、ベリー・ブリージング (p18)

24. 要点を押さえた文書を作成する
カーフ・ポンプ (p20)、フット・フレックス (p27)、アウル (p34)、エナジー・ヨーン (p26)

25. 留守電にかりやすいメッセージを残す
　　フック・アップ（p30,p31）、エナジー・ヨーン（p26）、カーフ・ポンプ（p20）、エナジャイザー（p25）

【宣伝広告業・広報業務全般】

　広報とは、企業や業務内容を広く一般に伝える仕事です。メディアに向けての広報活動が代表的で華やかに見えますが、実際には、関係者との調整や折衝をはじめとして、裏方の仕事も多いのです。「会社の顔」として様々な人と接するので、自分の容姿に自信を持って **1.** 仕事を行い、自己をポジティブに評価し **2.**、自信を見せながら **3.** 楽に接客する **4.** ことが求められます。ユーモアを持って応対する **5.** 必要もあるでしょう。各種問い合わせには、日ごろから収集した情報を覚えておく必要がありますから、記憶力を高めて **6.**、迅速かつ的確に回答しなければなりません。電話の対応も印象を左右します。具体的には、気持ち良く電話応対を行う **7.**、感じの良い声で電話応対を行う **8.**、留守電にわかりやすいメッセージを残す **9.** ことが求められます。要点を押さえた文書を作成する **10.** のはもちろんのこと、パソコン操作も必須です。迅速なキーボード操作 **11.** でコンピュータ作業を快適に行い **12.**、インターネット検索を効率的に行う **13.** 必要があります。このように色々な仕事を同時にこなし **14.** つつ、不測の事態にも落ち着いて仕事に取り組む **15.** 能力も大切です。

1. 容姿に自信を持つ
　　アース・ボタン（p23）、スペース・ボタン（p37）、バランス・ボタン（p17）
2. 自己をポジティブに評価する
　　ポジティブ・ポイント（p35）、フック・アップ（p30,p31）、バランス・ボタン（p17）
3. 自信を見せる
　　シンキング・キャップ（p39）、アウル（p34）、クロス・クロール（p21）、ポジティブ・ポイント（p35）
4. 楽に接客する
　　カーフ・ポンプ（p20）、フット・フレックス（p27）、エナジー・ヨーン（p26）、エナジャイザー（p25）

5. ユーモアを持って応対する
 ロッカー（p36）、アーム・アクティベーション（p16）、シンキング・キャップ（p39）、エナジャイザー（p25）、フック・アップ（p30,p31）

6. 記憶力を高める
 エレファント（p24）、アウル（p34）、シンキング・キャップ（p39）

7. 気持ちの良い電話応対を行う
 バランス・ボタン（p17）、エレファント（p24）、アウル（p34）、アーム・アクティベーション（p16）、エナジー・ヨーン（p26）、シンキング・キャップ（p39）

8. 感じの良い声で電話応対を行う
 エレファント（p24）、エナジー・ヨーン（p26）、アウル（p34）、シンキング・キャップ（p39）、フック・アップ（p30,p31）

9. 留守電にわかりやすいメッセージを残す
 フック・アップ（p30,p31）、エナジー・ヨーン（p26）、カーフ・ポンプ（p20）、エナジャイザー（p25）

10. 要点を押さえた文書を作成する
 カーフ・ポンプ（p20）、フット・フレックス（p27）、アウル（p34）、エナジー・ヨーン（p26）

11. 迅速なキーボード操作
 ブレイン・ボタン（p19）、バランス・ボタン（p17）、アース・ボタン（p23）、アーム・アクティベーション（p16）、ダブル・ドゥードゥル（p22）、レイジー・エイト（p32）

12. コンピュータ作業を快適に行う
 水、ブレイン・ボタン（p19）、バランス・ボタン（p17）、ネック・ロール（p33）、フック・アップ（p30,p31）

13. インターネット検索を効率的に行う
 クロス・クロール（p21）、ブレイン・ボタン（p19）、シンキング・キャップ（p39）、アーム・アクティベーション（p16）

14. 色々な仕事を同時にこなす
 ブレイン・ボタン（p19）、グラウンダー（p29）、フック・アップ（p30,p31）

15. 落ち着いて仕事に取り組む
 アース・ボタン（p23）、フック・アップ（p30,p31）、ポジティブ・ポイント（p35）

【販売業・販売業務全般】

　販売業は、商談・折衝・交渉など人と関わることが多く、肉体労働や頭脳労働とは別の感情労働に分類されるべき職種です。販売業は対人ストレスによる離職が多い仕事です。楽に接客して **1.** ストレスを受けないことが求められます。

　また、高い対人関係力が求められます。物を販売するにはお客様との信頼関係を築けて **2.** いなければなりません。電話応対 **3.** のマナーができるのはもちろんのこと、アポなしでの電話営業 **4.** が求められることもあります。

　販売業は数値実績を上げることも求められます。実績には仕事に対しての達成意欲が大きく影響するので、気持ちが前向きに持てて **5.** 達成意欲が強いほど、販売業への適性があるといえます。

　ほかに、同僚とのチームワーク作業を円滑に行えて **6.**、コンピュータ作業を快適に行えれば **7.** より理想的でしょう。

1. 楽に接客する
　　カーフ・ポンプ（p20）、フット・フレックス（p27）、エナジー・ヨーン（p26）、エナジャイザー（p25）

2. お客様との信頼関係を築く
　　フット・フレックス（p27）、エナジー・ヨーン（p26）、レイジー・エイト（p32）、カーフ・ポンプ（p20）

3. 電話応対
　　シンキング・キャップ（p39）、エレファント（p24）、アウル（p34）

4. アポなしでの電話営業
　　ポジティブ・ポイント（p35）、シンキング・キャップ（p39）、アウル（p34）、クロス・クロール（p21）

5. 気持ちを前向きに持つ
　　ポジティブ・ポイント（p35）、フック・アップ（p30,p31）、バランス・ボタン（p17）

6. チームワーク作業を円滑に行う
　　ダブル・ドゥードゥル（p22）、フット・フレックス（p27）、カーフ・ポンプ（p20）

7. コンピュータ作業を快適に行う
　　水、ブレイン・ボタン（p19）、バランス・ボタン（p17）、ネック・ロール（p33）、

フック・アップ（p30,p31）

8. 一人作業を苦にしない

水、ブレイン・ボタン（p19）、クロス・クロール（p21）、フック・アップ（p30,p31）

9. 快適に車の運転ができる

バランス・ボタン（p17）、レイジー・エイト（p32）、フック・アップ（p30,p31）、ポジティブ・ポイント（p35）

10. 空の旅を楽に行う

バランス・ボタン（p17）、エレファント（p24）、レイジー・エイト（p32）、クロス・クロール（p21）、フック・アップ（p30,p31）、ポジティブ・ポイント（p35）

11. 単純な事務作業を苦にしない

ブレイン・ボタン（p19）、アース・ボタン（p23）、アーム・アクティベーション（p16）、レイジー・エイト（p32）、アルファベット・エイト（p15）

12. 柔軟な姿勢を維持する

アーム・アクティベーション（p16）、クロス・クロール（p21）、グラビティ・グライダー（p28）、エナジャイザー（p25）

13. 確認作業を確実に行う

ロッカー（p36）、エナジャイザー（p25）、クロス・クロール（p21）

14. 読みやすい文書を作成する

アーム・アクティベーション（p16）、ダブル・ドゥードゥル（p22）、レイジー・エイト（p32）、アルファベット・エイト（p15）

15. 要点を押さえた文書を作成する

カーフ・ポンプ（p20）、フット・フレックス（p27）、アウル（p34）、エナジー・ヨーン（p26）

16. 留守電にわかりやすいメッセージを残す

フック・アップ（p30,p31）、エナジー・ヨーン（p26）、カーフ・ポンプ（p20）、エナジャイザー（p25）

17. 迅速なキーボード操作

ブレイン・ボタン（p19）、バランス・ボタン（p17）、アース・ボタン（p23）、アーム・アクティベーション（p16）、ダブル・ドゥードゥル（p22）、レイジー・エイト（p32）

18. インターネット検索を効率的に行う

クロス・クロール（p21）、ブレイン・ボタン（p19）、シンキング・キャップ（p39）、アーム・アクティベーション（p16）

【秘書業務全般】

秘書の第一条件は、仕事を指示通りに実行し **1.**、上司を補佐することです。接客する機会も多いので社交的で明るく、丁寧な対応ができる人に向いています。気持ちを前向きに持ち **2.** つつ、人の話をよく聞き **3.**、はっきりと話せる **4.** こと。批判に対し楽に対応したり **5.**、ときには毅然とした態度で応対する **6.** ことも求められます。基本的な電話応対 **7.** のマナーはもちろん、感じの良い声で電話応対を行い **8.**、留守電にわかりやすいメッセージを残せれば **9.**、印象が良くなります。いうまでもなく事務仕事を楽に片付ける **10.** 能力が必要です。手紙を書いたり **11.**、わかりやすく読みやすい文書を作成し **12.**、正確に文書を作成する **13.** ほか、文書をストレスなく読み **14.**、書類のファイリングを楽に行う **15.** などのことを手際よくこなせなければなりません。デスクワークで長時間楽に座って **16.** いる必要もあります。コンピュータ作業を快適に行い **17.**、キーボードで情報処理し **18.**、インターネット検索を効率的に行う **19.** などのパソコン操作も必須です。

1. 指示通りに実行する

シンキング・キャップ（p39）、バランス・ボタン（p17）、アウル（p34）、エレファント（p24）、クロス・クロール（p21）、フック・アップ（p30,p31）

2. 気持ちを前向きに持つ

ポジティブ・ポイント（p35）、フック・アップ（p30,p31）、バランス・ボタン（p17）

3. 人の話をよく聞く

シンキング・キャップ（p39）、エレファント（p24）、アウル（p34）

4. はっきりと話す

エナジー・ヨーン（p26）、シンキング・キャップ（p39）、エレファント（p24）、フック・アップ（p30,p31）

5. 批判に対し楽に対応する

カーフ・ポンプ（p20）、フック・アップ（p30,p31）、ポジティブ・ポイント（p35）

6. 毅然とした態度で応対する

バランス・ボタン（p17）、フック・アップ（p30,p31）、ポジティブ・ポイント（p35）

7. 電話応対する

シンキング・キャップ（p39）、エレファント（p24）、アウル（p34）

8. **感じの良い声で電話応対を行う**

　　エレファント（p24）、エナジー・ヨーン（p26）、アウル（p34）、シンキング・キャップ（p39）、フック・アップ（p30,p31）

9. **留守電にわかりやすいメッセージを残す**

　　フック・アップ（p30,p31）、エナジー・ヨーン（p26）、カーフ・ポンプ（p20）、エナジャイザー（p25）

10. **事務仕事を楽に片付ける**

　　ダブル・ドゥードゥル（p22）、ロッカー（p36）、ポジティブ・ポイント（p35）

11. **手紙を書く**

　　カーフ・ポンプ（p20）、フット・フレックス（p27）、アウル（p34）、エナジー・ヨーン（p26）

12. **読みやすい文書を作成する**

　　アーム・アクティベーション（p16）、ダブル・ドゥードゥル（p22）、レイジー・エイト（p32）、アルファベット・エイト（p15）

13. **正確に文書を作成する**

　　アース・ボタン（p23）、エレファント（p24）、シンキング・キャップ（p39）、アウル（p34）

14. **文書をストレスなく読む**

　　水、ブレイン・ボタン（p19）、アース・ボタン（p23）、レイジー・エイト（p32）、クロス・クロール（p21）、Xを考える（p38）

15. **書類のファイリングを楽に行う**

　　バランス・ボタン（p17）、アース・ボタン（p23）、スペース・ボタン（p37）

16. **楽に座る**

　　アーム・アクティベーション（p16）、グラウンダー（p29）、グラビティ・グライダー（p28）、（座ったまま）クロス・クロール（p21）

17. **コンピュータ作業を快適に行う**

　　水、ブレイン・ボタン（p19）、バランス・ボタン（p17）、ネック・ロール（p33）、フック・アップ（p30,p31）

18. **キーボードで情報処理を行う**

　　アーム・アクティベーション（p16）、ダブル・ドゥードゥル（p22）、レイジー・

エイト（p32）、アルファベット・エイト（p15）

19. インターネット検索を効率的に行う

クロス・クロール（p21）、ブレイン・ボタン（p19）、シンキング・キャップ（p39）、アーム・アクティベーション（p16）

20. 優先順位を明確にする

スペース・ボタン（p37）、シンキング・キャップ（p39）、クロス・クロール（p21）、フック・アップ（p30,p31）

21. 締め切りを守る

ベリー・ブリージング（p18）、アース・ボタン（p23）、バランス・ボタン（p17）、ポジティブ・ポイント（p35）、フック・アップ（p30,p31）

22. 柔軟な姿勢を維持する

アーム・アクティベーション（p16）、クロス・クロール（p21）、グラビティ・グライダー（p28）、エナジャイザー（p25）

23. 読むと同時に理解する

フット・フレックス（p27）、グラビティ・グライダー（p28）、グラウンダー（p29）、カーフ・ポンプ（p20）

24. 計算する

アース・ボタン（p23）、スペース・ボタン（p37）、バランス・ボタン（p17）、シンキング・キャップ（p39）、アウル（p34）、エナジー・ヨーン（p26）

25. 在庫管理する

クロス・クロール（p21）、グラウンダー（p29）、グラビティ・グライダー（p28）、アウル（p34）、エナジャイザー（p25）

【運送業・配送業務全般】

運送業の使命はまず、荷物を正確に早く届けることです。車の運転が楽にできて **1.** 長時間運転しても柔軟な姿勢が維持できる **2.** ことが大切です。もちろん商品はスケジュール通りに **3.** 届けなければなりません。倉庫内での入出荷管理は、倉庫に届いた商品や部材のチェックを、責任者の指示通りに **4.**、指示票を見ながら行います。納品書と製品の管理 **5.** など、一つ一つの業務で確認作業を確実に行う **6.** ことが大切です。梱包と仕分け **7.** など、商品・部

材の取り扱いには細やかな配慮を行う **8.** ことが必要です。ミスが起こりやすくなるのは仕事に慣れた時なので、集中力を持続することが大切です。在庫管理 **9.** や配送計画などのために、コンピュータ作業を快適に行え **10.** て、事務仕事を楽に片付けられる **11.** 能力も必要です。

1. 快適に車の運転ができる
　　バランス・ボタン（p17）、レイジー・エイト（p32）、フック・アップ（p30,p31）、ポジティブ・ポイント（p35）

2. 柔軟な姿勢が維持できる
　　アーム・アクティベーション（p16）、クロス・クロール（p21）、グラビティ・グライダー（p28）、エナジャイザー（p25）

3. スケジュールを守る
　　ベリー・ブリージング（p18）、アース・ボタン（p23）、バランス・ボタン（p17）、ポジティブ・ポイント（p35）、フック・アップ（p30,p31）

4. 指示通りに実行する
　　シンキング・キャップ（p39）、バランス・ボタン（p17）、アウル（p34）、エレファント（p24）、クロス・クロール（p21）、フック・アップ（p30,p31）

5. 納品書と製品の管理
　　バランス・ボタン（p17）、アウル（p34）、クロス・クロール（p21）、レイジー・エイト（p32）

6. 確認作業を確実に行う
　　ロッカー（p36）、エナジャイザー（p25）、クロス・クロール（p21）

7. 梱包と仕分け
　　グラウンダー（p29）、グラビティ・グライダー（p28）、ブレイン・ボタン（p19）、アース・ボタン（p23）、スペース・ボタン（p37）

8. 細やかな配慮を行う
　　ブレイン・ボタン（p19）、クロス・クロール（p21）、アース・ボタン（p23）、レイジー・エイト（p32）

9. 在庫管理
　　クロス・クロール（p21）、グラウンダー（p29）、グラビティ・グライダー（p28）、アウル（p34）、エナジャイザー（p25）

10. コンピュータ作業を快適に行う

水、ブレイン・ボタン（p19）、バランス・ボタン（p17）、ネック・ロール（p33）、フック・アップ（p30,p31）

11. 事務仕事を楽に片付ける

ダブル・ドゥードゥル（p22）、ロッカー（p36）、ポジティブ・ポイント（p35）

12. 気持ちを前向きに持つ

ポジティブ・ポイント（p35）、フック・アップ（p30,p31）、バランス・ボタン（p17）

13. 色々な仕事を同時にこなす

ブレイン・ボタン（p19）、グラウンダー（p29）、フック・アップ（p30,p31）

14. 楽に座る

アーム・アクティベーション（p16）、グラウンダー（p29）、グラビティ・グライダー（p28）、（座ったまま）クロス・クロール（p21）

15. 迅速なキーボード操作

ブレイン・ボタン（p19）、バランス・ボタン（p17）、アース・ボタン（p23）、アーム・アクティベーション（p16）、ダブル・ドゥードゥル（p22）、レイジー・エイト（p32）

16. ＡＴＭの操作

水、ブレイン・ボタン（p19）、アース・ボタン（p23）、スペース・ボタン（p37）、レイジー・エイト（p32）

17. 精読する

水、ブレイン・ボタン（p19）、アース・ボタン（p23）、レイジー・エイト（p32）、クロス・クロール（p21）

18. 計算をする

アース・ボタン（p23）、スペース・ボタン（p37）、バランス・ボタン（p17）、シンキング・キャップ（p39）、アウル（p34）、エナジー・ヨーン（p26）

19. 正確に文書を作成する

アース・ボタン（p23）、エレファント（p24）、シンキング・キャップ（p39）、アウル（p34）

20. 単純な事務作業を苦にしない

ブレイン・ボタン（p19）、アース・ボタン（p23）、アーム・アクティベーション（p16）、レイジー・エイト（p32）、アルファベット・エイト（p15）

21. 気持ちの良い電話応対を行う

バランス・ボタン（p17）、エレファント（p24）、アウル（p34）、アーム・アクティベーション（p16）、エナジー・ヨーン（p26）、シンキング・キャップ（p39）

【管理職・管理業務全般】

　管理職とは、現場において労働者を指揮し、組織の運営にあたる者を指します。管理職はまず経営の理念と方針を理解し、担当部門の方針を理解します。そして担当部門の目標設定、計画の立案と展開を行います。関係者と効果的なコミュニケーションを図り **1.** 折衝・調整し、業務を統率します。業務に当たっては、期限を設定して **2.**、部下に仕事を任せます **3.**。また自らスケジュールを守り **4.**、ノルマを果たす **5.** ことが求められます。

　文書の読解力や表現能力も求められます。つまり、文書を読んでも目が疲れない **6.**、理解しながら読む能力 **7.** と読みやすい文書を作成する **8.** 能力などです。

　部下や後輩に信頼されるには、目的を貫き **9.**、責任をとる **10.**、そして建設的な批判ができる **11.** などの資質が求められます。ストレスがたまりやすい立場ですから、気持ちを前向きに持ち **12.**、さまざまなの視点から物事を見る **13.** ことや、機転を利かせて **14.** 乗り切ることも必要でしょう。

1. 効果的なコミュニケーションを図る
　　カーフ・ポンプ（p20）、フット・フレックス（p27）、レイジー・エイト（p32）、エナジャイザー（p25）

2. 期限の設定
　　ポジティブ・ポイント（p35）、フック・アップ（p30,p31）、バランス・ボタン（p17）

3. 仕事を任せる
　　グラウンダー（p29）、グラビティ・グライダー（p28）、アウル（p34）

4. スケジュールを守る
　　ベリー・ブリージング（p18）、アース・ボタン（p23）、バランス・ボタン（p17）、ポジティブ・ポイント（p35）、フック・アップ（p30,p31）

5. ノルマを果たす
　　アース・ボタン（p23）、スペース・ボタン（p37）、バランス・ボタン（p17）

6. 文書を読んで目が疲れない

水、ブレイン・ボタン (p19)、アース・ボタン (p23)、レイジー・エイト (p32)、クロス・クロール (p21)、X を考える (p38)

7. 読むと同時に理解する

フット・フレックス (p27)、グラビティ・グライダー (p28)、グラウンダー (p29)、カーフ・ポンプ (p20)

8. 読みやすい文書を作成する

アーム・アクティベーション (p16)、ダブル・ドゥードゥル (p22)、レイジー・エイト (p32)、アルファベット・エイト (p15)

9. 目的を貫く

バランス・ボタン (p17)、フック・アップ (p30,p31)、ポジティブ・ポイント (p35)

10. 責任をとる

ポジティブ・ポイント (p35)、X を考える (p38)、ベリー・ブリージング (p18)

11. 建設的な批判を行う

ネック・ロール (p33)、エナジー・ヨーン (p26)、ベリー・ブリージング (p18)

12. 気持ちを前向きに持つ

ポジティブ・ポイント (p35)、フック・アップ (p30,p31)、バランス・ボタン (p17)

13. さまざまな視点から物事を見る

カーフ・ポンプ (p20)、フット・フレックス (p27)、フック・アップ (p30,p31)

14. 機転を利かせる

カーフ・ポンプ (p20)、グラウンダー (p29)、グラビティ・グライダー (p28)、フット・フレックス (p27)

15. 人事決定を行う

フット・フレックス (p27)、グラウンダー (p29)、カーフ・ポンプ (p20)、グラビティ・グライダー (p28)

16. 柔軟な姿勢を維持する

アーム・アクティベーション (p16)、クロス・クロール (p21)、グラビティ・グライダー (p28)、エナジャイザー (p25)

17. 留守電にわかりやすいメッセージを残す

フック・アップ (p30,p31)、エナジー・ヨーン (p26)、カーフ・ポンプ (p20)、エナジャイザー (p25)

18. インターネット検索を効率的に行う

クロス・クロール（p21）、ブレイン・ボタン（p19）、シンキング・キャップ（p39）、アーム・アクティベーション（p16）

【専門技術職・専門業務全般】

技術職はメカ（機械）に強く **1.** 設備関連の問題解決ができる **2.** のはもちろんのこと、最近では、ＩＴ関連技術職も含まれるようになりました。

コンピュータ作業を快適に行い **3.**、キーボード操作を効率的に行えて **4.**、入力を正確に行う **5.** のはＩＴ技術者にとって基礎的なことです。

技術者というと、無愛想、人付き合いが悪いというイメージもありますが、会社組織の一員として仕事するとき、または受託業務をするには人間関係が重要です。仕事に自信を持ち **6.** つつも、ユーモアを持って応対する **7.** といった対人能力も求められます。

最後に、高い完成度を求める姿勢は大切ですが、締め切りを守り **8.**、限られた時間内で顧客の期待に応える製品やソフトを完成させなければなりません。

1. メカ（機械）に強い
ブレイン・ボタン（p19）、アーム・アクティベーション（p16）、クロス・クロール（p21）

2. 設備関連の問題解決を行う
アース・ボタン（p23）、スペース・ボタン（p37）、エナジャイザー（p25）、フック・アップ（p30,p31）

3. コンピュータ作業を快適に行う
水、ブレイン・ボタン（p19）、バランス・ボタン（p17）、ネック・ロール（p33）、フック・アップ（p30,p31）

4. キーボード操作を効率的に行う
アーム・アクティベーション（p16）、ダブル・ドゥードゥル（p22）、レイジー・エイト（p32）、アルファベット・エイト（p15）

5. 入力を正確に行う
ブレイン・ボタン（p19）、バランス・ボタン（p17）、アース・ボタン（p23）、シンキング・キャップ（p39）

6. 仕事に自信を持つ
   バランス・ボタン (p17)、アース・ボタン (p23)、スペース・ボタン (p37)

7. ユーモアを持って応対する
   ロッカー (p36)、アーム・アクティベーション (p16)、シンキング・キャップ (p39)、エナジー・ヨーン (p26)、フック・アップ (p30,p31)

8. 締め切りを守る
   ベリー・ブリージング (p18)、アース・ボタン (p23)、バランス・ボタン (p17)、ポジティブ・ポイント (p35)、フック・アップ (p30,p31)

9. 楽に座る
   アーム・アクティベーション (p16)、グラウンダー (p29)、グラビティ・グライダー (p28)、(座ったまま) クロス・クロール (p21)

10. 記憶力を高める
    エレファント (p24)、アウル (p34)、シンキング・キャップ (p39)

11. 文書を楽に (快適に) 読む
    水、ブレイン・ボタン (p19)、アース・ボタン (p23)、レイジー・エイト (p32)、クロス・クロール (p21)、X を考える (p38)

12. 要点を押さえた文書を作成する
    カーフ・ポンプ (p20)、フット・フレックス (p27)、アウル (p34)、エナジー・ヨーン (p26)

13. 柔軟な姿勢を維持する
    アーム・アクティベーション (p16)、クロス・クロール (p21)、グラビティ・グライダー (p28)、エナジャイザー (p25)

14. 留守電にわかりやすいメッセージを残す
    フック・アップ (p30,p31)、エナジー・ヨーン (p26)、カーフ・ポンプ (p20)、エナジャイザー (p25)

15. インターネット検索を効率的に行う
    クロス・クロール (p21)、ブレイン・ボタン (p19)、シンキング・キャップ (p39)、アーム・アクティベーション (p16)

【テレマーケティング・電話オペレーター業務全般】

仕事内容は、商品の予約・販売、クレーム処理、その他製品を利用するお客様のヘルプデスクなどです。相手が見えない状況の中でお客様との信頼関係を築く **1.** のが一番難しい点でしょう。アポなしで電話営業 **2.** したり、留守電にわかりやすいメッセージを残す **3.** 際に、声の印象で成否が左右されることがあります。基本的な電話応対 **4.** のマナーはもちろん、感じの良い声で **5.**、気持ちの良い電話応対 **6.** ができなければなりません。ときにはユーモアをもって応対 **7.** したり、細やかな配慮を行う **8.** ことが求められます。お客様の問い合わせには、話をよく聞いて **9.**、そして質問に答え **10.**。間違いのないように確認作業を確実に行わなければ **11.** なりません。電話営業では商品知識 **12.** と原稿を覚えた **13.** 上で営業しますが、売り上げなどの目標を設定し達成 **14.** するガッツが必要となります。

1. お客様との信頼関係を築く
フット・フレックス(p27)、エナジー・ヨーン(p26)、レイジー・エイト(p32)、カーフ・ポンプ(p20)

2. アポなしで電話営業する
ポジティブ・ポイント(p35)、シンキング・キャップ(p39)、アウル(p34)、クロス・クロール(p21)

3. 留守電にわかりやすいメッセージを残す
フック・アップ(p30,p31)、エナジー・ヨーン(p26)、カーフ・ポンプ(p20)、エナジャイザー(p25)

4. 電話応対する
シンキング・キャップ(p39)、エレファント(p24)、アウル(p34)

5. 感じの良い声で電話応対を行う
エレファント(p24)、エナジー・ヨーン(p26)、アウル(p34)、シンキング・キャップ(p39)、フック・アップ(p30,p31)

6. 気持ちの良い電話応対を行う
バランス・ボタン(p17)、エレファント(p24)、アウル(p34)、アーム・アクティベーション(p16)、エナジー・ヨーン(p26)、シンキング・キャップ(p39)

7. ユーモアを持って応対する
ロッカー（p36）、アーム・アクティベーション（p16）、シンキング・キャップ（p39）、エナジー・ヨーン（p26）、フック・アップ（p30,p31）

8. 細やかな配慮を行う
ブレイン・ボタン（p19）、クロス・クロール（p21）、アース・ボタン（p23）、レイジー・エイト（p32）

9. 人の話をよく聞く
シンキング・キャップ（p39）、エレファント（p24）、アウル（p34）

10. 質問に答える
カーフ・ポンプ（p20）、グラウンダー（p29）、フット・フレックス（p27）

11. 確認作業を確実に行う
ロッカー（p36）、エナジャイザー（p25）、クロス・クロール（p21）

12. 商品知識を覚える
バランス・ボタン（p17）、ネック・ロール（p33）、クロス・クロール（p21）、ポジティブ・ポイント（p35）

13. 原稿を覚える
アウル（p34）、エレファント（p24）、エナジー・ヨーン（p26）、シンキング・キャップ（p39）

14. 目標設定と達成
水、ブレイン・ボタン（p19）、クロス・クロール（p21）、フック・アップ（p30,p31）

15. 別の視点から物事を見る
カーフ・ポンプ（p20）、フット・フレックス（p27）、フット・フレックス（p27）

16. 気持ちを前向きに持つ
ポジティブ・ポイント（p35）、フック・アップ（p30,p31）、バランス・ボタン（p17）

17. 人と楽に（リラックスして）接する
カーフ・ポンプ（p20）、フット・フレックス（p27）、レイジー・エイト（p32）、エナジー・ヨーン（p26）、エナジャイザー（p25）

18. 反対意見への冷静な対処
エナジー・ヨーン（p26）、ネック・ロール（p33）、ベリー・ブリージング（p18）

19. 不平への対処
ポジティブ・ポイント（p35）、フック・アップ（p30,p31）

20. お客様の拒否反応に対処する

ベリー・ブリージング (p18)、ネック・ロール (p33)、エナジー・ヨーン (p26)、ポジティブ・ポイント (p35)、フック・アップ (p30,p31)

21. **毅然とした態度で応対する**
バランス・ボタン (p17)、フック・アップ (p30,p31)、ポジティブ・ポイント (p35)

22. **長時間楽に座る**
アーム・アクティベーション (p16)、グラウンダー (p29)、グラビティ・グライダー (p28)、(座ったまま) クロス・クロール (p21)

23. **事務仕事を楽に片付ける**
ダブル・ドゥードゥル (p22)、ロッカー (p36)、ポジティブ・ポイント (p35)

24. **単純な事務作業を苦にしない**
ブレイン・ボタン (p19)、アース・ボタン (p23)、アーム・アクティベーション (p16)、レイジー・エイト (p32)、アルファベット・エイト (p15)

25. **長時間座っても苦にならない**
アーム・アクティベーション (p16)、クロス・クロール (p21)、グラビティ・グライダー (p28)、エナジャイザー (p25)

【出版業・原稿作成・編集・校正業務全般】

　書籍や雑誌などの出版物に関係する仕事です。出版物の構想から仕上がりまで全てを手掛ける仕事ですので、創造力を発揮 1.できる仕事でもあります。
　扱うのは書籍や雑誌、広告やパンフレットなどです。読みやすい文書を作成したり 2.、要点を押さえた文書を作成する 3.能力が必要なのは言うまでもないことですが、納期直前には徹夜続きになることも珍しくない仕事なので、最後までやり遂げる 4.体力や気力、長時間座っても苦にならない 5.ことも必要です。編集は、出版物の内容を優先順位を明確にして 6.決めると同時に、執筆者、カメラマン、デザイナーなどのスタッフを調整、管理するのも仕事なので、仕事に自信を持つ 7.、批判に対し楽に対応する 8.、ユーモアを持って応対する 9.などの対人能力も必要です。
　校正は、出来上がった出版物などの文章や表現方法、内容が正しいかを細かいところに注意して 10.確認し、間違いがあれば修正する仕事です。文書を速く読み 11.読んでも目が疲れない 12.ことと、一般常識が求められます。

1. 創造力を発揮する
　ダブル・ドゥードゥル (p22)、フット・フレックス (p27)、カーフ・ポンプ (p20)、エナジー・ヨーン (p26)

2. わかりやすく読みやすい文書を作成する
　アーム・アクティベーション (p16)、ダブル・ドゥードゥル (p22)、レイジー・エイト (p32)、アルファベット

3. 要点を押さえた文書を作成する
　カーフ・ポンプ (p20)、フット・フレックス (p27)、アウル (p34)、エナジー・ヨーン (p26)

4. 最後までやり遂げる
　フック・アップ (p30,p31)、エナジー・ヨーン (p26)、フット・フレックス (p27)、カーフ・ポンプ (p20)

5. 柔軟な姿勢を維持する
　アーム・アクティベーション (p16)、クロス・クロール (p21)、グラビティ・グライダー (p28)、エナジャイザー (p25)

6. 優先順位を明確にする
　スペース・ボタン (p37)、シンキング・キャップ (p39)、クロス・クロール (p21)、フック・アップ (p30,p31)

7. 仕事に自信を持つ
　バランス・ボタン (p17)、アース・ボタン (p23)、スペース・ボタン (p37)

8. 批判に対し楽に対応する
　カーフ・ポンプ (p20)、フック・アップ (p30,p31)、ポジティブ・ポイント (p35)

9. ユーモアを持って応対する
　ロッカー (p36)、アーム・アクティベーション (p16)、シンキング・キャップ (p39)、エナジー・ヨーン (p26)、フック・アップ (p30,p31)

10. 細かいところに注意する
　ブレイン・ボタン (p19)、クロス・クロール (p21)、アース・ボタン (p23)、レイジー・エイト (p32)

11. 文書を速く読む
　カーフ・ポンプ (p20)、クロス・クロール (p21)、レイジー・エイト (p32)、Xを考える (p38)

12. 文書を読んでも目が疲れない

水、ブレイン・ボタン (p19)、アース・ボタン (p23)、レイジー・エイト (p32)、クロス・クロール (p21)、X を考える (p38)

13. 楽に座る

アーム・アクティベーション (p16)、グラウンダー (p29)、グラビティ・グライダー (p28)、クロス・クロール (p21)（座ったまま）

14. コンピュータ作業を快適に行う

水、ブレイン・ボタン (p19)、バランス・ボタン (p17)、ネック・ロール (p33)、フック・アップ (p30, p31)

15. 事務仕事を楽に片付ける

ダブル・ドゥードゥル (p22)、ロッカー (p36)、ポジティブ・ポイント (p35)

TASK INDEX

Part 2 業務スキルリスト101

・・・・・・・・・・・・・・・・・・

キーワード（太字）の中から
自分が伸ばしたいと思うスキルを選んで、
それに合ったブレインジムのエクササイズを選びます。

それぞれの業務スキルに、
長年かけて**経験的**に**効果**が**検証**されてきた
エクササイズが
書いてあります。

続けていくうちに、
自分に会った**大好きな**エクササイズが
わかってくるでしょう。

① 読む・聞く・話す・書く・記憶する・理解する関連のスキル

1. **速読する**
   カーフ・ポンプ(p20)、クロス・クロール(p21)、レイジー・エイト(p32)、Xを考える(p38)

2. **音読する (人前で声を出して読む)**
   ロッカー (p36)、ネック・ロール (p33)、エナジー・ヨーン (p26)、ベリー・ブリージング (p18)

3. **精読する**
   水、ブレイン・ボタン (p19)、アース・ボタン (p23)、レイジー・エイト (p32)、クロス・クロール (p21)

4. **理解しながら読む**
   フット・フレックス (p27)、グラビティ・グライダー (p28)、グラウンダー (p29)、カーフ・ポンプ (p20)

5. **読んで目が疲れない**
   水、ブレイン・ボタン (p19)、アース・ボタン (p23)、レイジー・エイト (p32)、クロス・クロール (p21)、Xを考える (p38)

6. **話をよく聞く**
   シンキング・キャップ (p39)、エレファント (p24)、アウル (p34)

7. **人前で話す**
   エレファント(p24)、アウル(p34)、エナジー・ヨーン(p26)、シンキング・キャップ(p39)、クロス・クロール (p21)、フック・アップ (p30,p31)、ポジティブ・ポイント (p35)

8. **はっきりと話す**
   エナジー・ヨーン (p26)、シンキング・キャップ (p39)、エレファント (p24)、フック・アップ (p30,p31)

9. **正確に文書を作成する**
   アース・ボタン (p23)、エレファント (p24)、シンキング・キャップ (p39)、アウル (p34)

10. **読みやすい文書を作成する**
    アーム・アクティベーション (p16)、ダブル・ドゥードゥル (p22)、レイジー・エイト (p32)、アルファベット・エイト (p15)

11. **要点を押えて文書を作成する**
    カーフ・ポンプ(p20)、フット・フレックス(p27)、アウル (p34)、エナジー・ヨーン(p26)

12. **手紙を書く**

カーフ・ポンプ（p20）、フット・フレックス（p27）、アウル（p34）、エナジー・ヨーン（p26）

13. 用紙に記入する
アーム・アクティベーション（p16）、ダブル・ドゥドゥル（p22）、アルファベット・エイト（p15）、エナジー・ヨーン（p26）

14. 記憶力を向上させる
エレファント（p24）、アウル（p34）、シンキング・キャップ（p26）

15. 原稿を覚える
アウル（p34）、エレファント（p24）、エナジー・ヨーン（p26）、シンキング・キャップ（p39）

16. 商品知識を覚える
バランス・ボタン（p17）、ネック・ロール（p33）、クロス・クロール（p21）、ポジティブ・ポイント（p35）

17. 法律用語を解釈する
ブレイン・ボタン（p19）、アース・ボタン（p23）

② コンピュータ関連のスキル

18. コンピュータを楽に操作する
水、ブレイン・ボタン（p19）、バランス・ボタン（p17）、ネック・ロール（p33）、フック・アップ（p30,p31）

19. コンピュータでリスト（表）を作成する
アース・ボタン（p23）、スペース・ボタン（p37）、バランス・ボタン（p17）

20. コンピュータから目を守る
水、ブレイン・ボタン（p19）、クロス・クロール（p21）、レイジー・エイト（p32）

21. 聞き取ったことをコンピュータ入力する
水、シンキング・キャップ（p39）、フック・アップ（p30,p31）

22. 迅速に的確に楽にデータ入力を行う
水、ブレイン・ボタン（p19）、ネック・ロール（p33）、フック・アップ（p30,p31）

23. 正確に入力する
ブレイン・ボタン（p19）、バランス・ボタン（p17）、アース・ボタン（p23）、シンキング・キャップ（p39）

24. キーボードを操作する
アーム・アクティベーション（p16）、ダブル・ドゥドゥル（p22）、レイジー・エイト

（p32）、アルファベット・エイト（p15）

25. 迅速なキーボード操作を行う
    ブレイン・ボタン（p19）、バランス・ボタン（p17）、アース・ボタン（p23）、アーム・アクティベーション（p16）、ダブル・ドゥードゥル（p22）、レイジー・エイト（p32）

26. 大量のメールを処理する
    水、グラウンダー（p29）、クロス・クロール（p21）、Xを考える（p38）

27. プログラミング能力を最大限に高める
    カーフ・ポンプ（p20）、エレファント（p24）、ネック・ロール（p33）、アウル（p34）

28. ソフトウェアの問題を解決する
    アース・ボタン（p23）、スペース・ボタン（p37）、エナジャイザー（p25）、フック・アップ（p30,p31）

29. 確認作業を確実に行う
    ロッカー（p36）、エナジャイザー（p25）、クロス・クロール（p21）

30. ATMの操作を行う
    水、ブレイン・ボタン（p19）、アース・ボタン（p23）、スペース・ボタン（p37）、レイジー・エイト（p32）

31. 設備関連の問題解決を行う
    アース・ボタン（p23）、スペース・ボタン（p37）、エナジャイザー（p25）、フック・アップ（p30,p31）

32. メカ（機械を修理する技能）を使う
    ブレイン・ボタン（p19）、アーム・アクティベーション（p16）、クロス・クロール（p21）

③業務を遂行・管理する能力関連のスキル

33. 一人作業を苦にしない
    水、ブレイン・ボタン（p19）、クロス・クロール（p21）、フック・アップ（p30,p31）

34. お使い（頼まれ仕事）をきちんとこなす
    シンキング・キャップ（p39）、レイジー・エイト（p32）、クロス・クロール（p21）

35. 複数の仕事を同時にこなす
    ブレイン・ボタン（p19）、グラウンダー（p29）、フック・アップ（p30,p31）

36. 単調な事務仕事をこなす
    ブレイン・ボタン（p19）、アース・ボタン（p23）、レイジー・エイト（p32）、アーム・

アクティベーション（p16）、アルファベット・エイト（p15）

37. 事務仕事を片付ける

ダブル・ドゥードゥル（p22）、ロッカー（p36）、ポジティブ・ポイント（p35）

38. 在庫管理する

クロス・クロール（p21）、グラウンダー（p29）、グラビティ・グライダー（p28）、アウル（p34）、エナジャイザー（p25）

39. 請求書と製品を管理する

バランス・ボタン（p17）、アウル（p34）、クロス・クロール（p21）、レイジー・エイト（p32）

40. 人材（人的資源）管理を行う

バランス・ボタン（p17）、アース・ボタン（p23）、スペース・ボタン（p37）

41. 自己管理する

バランス・ボタン（p17）、フック・アップ（p30,p31）、ポジティブ・ポイント（p35）

42. 書類のファイリング作業を行う

バランス・ボタン（p17）、アース・ボタン（p23）、スペース・ボタン（p37）

43. 梱包と仕分け作業を行う

グラウンダー（p29）、グラビティ・グライダー（p28）、ブレイン・ボタン（p19）、アース・ボタン（p23）、スペース・ボタン（p37）

④プランニング関連のスキル

44. 長期戦略を練る

カーフ・ポンプ（p20）、グラウンダー（p29）、グラビティ・グライダー（p28）、エレファント（p24）

45. 目標設定を行い、実現させる

水、ブレイン・ボタン（p19）、クロス・クロール（p21）、フック・アップ（p30,p31）

46. 期限を設定する

ポジティブ・ポイント（p35）、フック・アップ（p30,p31）、バランス・ボタン（p17）

47. スケジュール通りにことを進める

ベリー・ブリージング（p18）、アース・ボタン（p23）、バランス・ボタン（p17）、ポジティブ・ポイント（p35）、フック・アップ（p30,p31）

48. 最後までやりとおす

フック・アップ（p30,p31）、エナジー・ヨーン（p26）、フット・フレックス（p27）、カー

フ・ポンプ（p20）

49. 指示通り実行する
シンキング・キャップ（p39）、バランス・ボタン（p17）、アウル（p34）、エレファント（p24）、クロス・クロール（p21）、フック・アップ（p30,p31）

50. ノルマを果たす
アース・ボタン（p23）、スペース・ボタン（p37）、バランス・ボタン（p17）

51. 目的を貫く
バランス・ボタン（p17）、フック・アップ（p30,p31）、ポジティブ・ポイント（p35）

52. 問題解決する
クロス・クロール（p21）、バランス・ボタン（p17）、ネック・ロール（p33）、ポジティブ・ポイント（p35）

53. 優先順位をつける
スペース・ボタン（p37）、シンキング・キャップ（p39）、クロス・クロール（p21）、フック・アップ（p30,p31）

⑤社内運営関連のスキル

54. 面接する
フット・フレックス（p27）、カーフ・ポンプ（p20）、エナジー・ヨーン（p26）、レイジー・エイト（p32）

55. 会議において議事進行する
カーフ・ポンプ（p20）、ブレイン・ボタン（p19）、バランス・ボタン（p17）、フック・アップ（p30,p31）

56. 人事決定を行う
フット・フレックス（p27）、グラウンダー（p29）、カーフ・ポンプ（p20）、グラビティ・グライダー（p28）

57. チームワークで作業する
ダブル・ドゥードゥル（p22）、フット・フレックス（p27）、カーフ・ポンプ（p20）

58. チームを育成する
ロッカー（p36）、カーフ・ポンプ（p20）、バランス・ボタン（p17）、クロス・クロール（p21）、レイジー・エイト（p32）

59. 仕事を任せる

グラウンダー (p29)、グラビティ・グライダー (p28)、アウル (p34)

60. 建設的な批判を行う

ネック・ロール (p33)、エナジー・ヨーン (p26)

61. 価値を維持する

カーフ・ポンプ (p20)、フット・フレックス (p27)、エナジー・ヨーン (p26)、フック・アップ (p30,p31)

62. 責任をとる

ポジティブ・ポイント (p35)、X を考える (p38)、ベリー・ブリージング (p18)

⑥気持ちの持ち方関連のスキル

63. 自信を見せる

シンキング・キャップ (p39)、アウル (p34)、クロス・クロール (p21)、ポジティブ・ポイント (p35)

64. やる気を維持する

フック・アップ (p30,p31)、カーフ・ポンプ (p20)、グラビティ・グライダー (p28)

65. 気持ちを前向きに持つ

ポジティブ・ポイント (p35)、フック・アップ (p30,p31)、バランス・ボタン (p17)

66. ユーモアのセンスを持つ

ロッカー (p36)、アーム・アクティベーション (p16)、シンキング・キャップ (p39)、エナジー・ヨーン (p26)、フック・アップ (p30,p31)

67. 自分をポジティブに評価する

ポジティブ・ポイント (p35)、フック・アップ (p30,p31)、バランス・ボタン (p17)

68. 落ち着いて仕事に取り組む

アース・ボタン (p23)、フック・アップ (p30,p31)、ポジティブ・ポイント (p35)

69. 自分の容姿のよさを評価する

アース・ボタン (p23)、スペース・ボタン (p37)、バランス・ボタン (p17)

70. 毅然とした態度で応対する

バランス・ボタン (p17)、フック・アップ (p30,p31)

⑦能力関連のスキル

71. 集中する

カーフ・ポンプ（p20）、フット・フレックス（p27）、グラビティ・グライダー（p28）、アウル（p34）

72. リーダーシップを発揮する
フット・フレックス（p27）、カーフ・ポンプ（p20）、レイジー・エイト（p32）、エナジー・ヨーン（p26）

73. 自信を維持する
バランス・ボタン（p17）、アース・ボタン（p23）、スペース・ボタン（p37）

74. さまざまな視点で物事を見る
カーフ・ポンプ（p20）、フット・フレックス（p27）、フック・アップ（p30,p31）

75. 機転を利かせる
カーフ・ポンプ（p20）、グラウンダー（p29）、グラビティ・グライダー（p28）、フット・フレックス（p27）

76. 才能を発揮する
フット・フレックス（p27）、ロッカー（p36）、（寝ながら行う）クロス・クロール（p21）、エナジャイザー（p25）

77. 創造力を発揮する
ダブル・ドゥードゥル（p22）、フット・フレックス（p27）、カーフ・ポンプ（p20）、エナジー・ヨーン（p26）

78. 細やかな配慮を行う
ブレイン・ボタン（p19）、クロス・クロール（p21）、アース・ボタン（p23）、レイジー・エイト（p32）

⑧接客関連のスキル

79. 批判に応対する
カーフ・ポンプ（p20）、フック・アップ（p30,p31）、ポジティブ・ポイント（p35）

80. 不平に応対する
ポジティブ・ポイント（p35）、フック・アップ（p30,p31）

81. 反対意見に冷静に対処する
エナジー・ヨーン（p26）、ネック・ロール（p33）、ベリー・ブリージング（p18）

82. 質問に答える
カーフ・ポンプ（p20）、グラウンダー（p29）、フット・フレックス（p27）

83. 拒否反応に対応する

ベリー・ブリージング（p18）、ネック・ロール（p33）、エナジー・ヨーン（p26）、ポジティブ・ポイント（p35）、フック・アップ（p30,p31）

84. 楽に接客する

カーフ・ポンプ（p20）、フット・フレックス（p27）、エナジー・ヨーン（p26）、エナジャイザー（p25）

85. 苦情処理をする

フット・フレックス（p27）、グラビティ・グライダー（p28）、カーフ・ポンプ（p20）

⑨コミュニケーション関連のスキル

86. 同僚との良好な関係

クロス・クロール（p21）、ロッカー（p36）、ネック・ロール（p33）、エナジー・ヨーン（p26）、ベリー・ブリージング（p18）

87. 効果的なコミュニケーション

カーフ・ポンプ（p20）、フット・フレックス（p27）、レイジー・エイト（p32）、エナジー・ヨーン（p26）

88. 顧客とのコミュニケーション

エナジー・ヨーン（p26）、フット・フレックス（p27）、カーフ・ポンプ（p20）、グラビティ・グライダー（p28）

89. 信頼関係を築く

フット・フレックス（p27）、エナジー・ヨーン（p26）、レイジー・エイト（p32）、カーフ・ポンプ（p20）

⑩電話応対関連のスキル

90. 留守電にメッセージを残す

フック・アップ（p30,p31）、エナジー・ヨーン（p26）、カーフ・ポンプ（p20）、エナジャイザー（p25）、レイジー・エイト（p32）、ポジティブ・ポイント（p35）

91. 感じの良い声で電話応対する

エレファント（p24）、エナジー・ヨーン（p26）、アウル（p34）、シンキング・キャップ（p39）、フック・アップ（p30,p31）

92. 気持ちよく電話応対を行う

バランス・ボタン (p17)、エレファント (p24)、アウル (p34)、エナジー・ヨーン (p26)、アーム・アクティベーション (p16)

93. 電話で応対する
シンキング・キャップ (p39)、エレファント (p24)、アウル (p34)

94. アポなしで電話営業する
ポジティブ・ポイント (p35)、シンキング・キャップ (p39)、アウル (p34)、クロス・クロール (p21)

⑪姿勢・長距離移動関連のスキル

95. 車の運転が楽にできる
バランス・ボタン (p17)、レイジー・エイト (p32)、フック・アップ (p30,p31)、ポジティブ・ポイント (p35)

96. 柔軟な姿勢を維持する
アーム・アクティベーション (p16)、クロス・クロール (p21)、グラビティ・グライダー (p28)、エナジャイザー (p25)

97. 楽に座ることができる
アーム・アクティベーション (p16)、グラウンダー (p29)、グラビティ・グライダー (p28)、クロス・クロール・シットアップ (p21)

98. 飛行機の旅が楽にできる
バランス・ボタン (p17)、エレファント (p24)、レイジー・エイト (p32)、クロス・クロール (p21)、フック・アップ (p30,p31)、ポジティブ・ポイント (p35)

⑫数字関連のスキル

99. 計算する
アース・ボタン (p23)、スペース・ボタン (p37)、バランス・ボタン (p17)、シンキング・キャップ (p39)、アウル (p34)、エナジー・ヨーン (p26)

100. 数表を扱う
ブレイン・ボタン (p19)、クロス・クロール (p21)、アース・ボタン (p23)、スペース・ボタン (p37)、レイジー・エイト (p32)

101. 数字を順序正しく並べる
カーフ・ポンプ (p20)、エレファント (p24)、ネック・ロール (p33)、アウル (p34)、グラビティ・グライダー (p28)、ダブル・ドゥードゥル (p22)

EXERCISE INDEX

Part 3 エクササイズ別業務スキルリスト

業務別スキルリスト101をブレインジムのエクササイズ別にまとめました。1～25のエクササイズ行うときの参考としてください。15～39頁の効用も参照していただければ、より深くブレインジムの意味をご理解いただけることと思います。

1 アルファベット・エイト
・読みやすい文書を作成する
・用紙に記入する
・キーボードを操作する
・単調な事務仕事をこなす

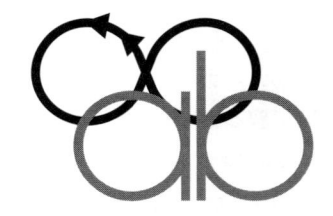

2 アーム・アクティベーション
・読みやすい文書を作成する
・用紙に記入する
・キーボードを操作する
・迅速なキーボード操作を行う
・メカ（機械を修理する技能）を使う
・単調な事務仕事をこなす
・ユーモアのセンスを持つ
・気持ちよく電話応対を行う
・柔軟な姿勢を維持する
・楽に座ることができる

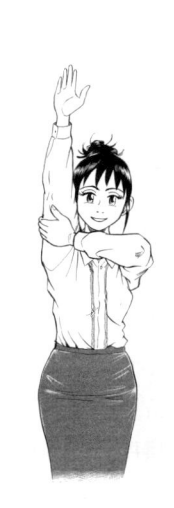

3 バランス・ボタン

- 商品知識を覚える
- コンピュータを楽に操作する
- コンピュータによる表作成
- 正確に入力する
- 迅速なキーボード操作を行う
- 請求書と製品を管理する
- 人材（人的資源）管理を行う
- 自己管理する
- 書類のファイリング作業を行う
- 期限を設定する
- スケジュール通りにことを進める
- 指示通り実行する
- ノルマを果たす
- 目的を貫く
- 問題解決する
- 会議において議事進行する
- チームを育成する
- 気持ちを前向きに持つ
- 自分をポジティブに評価する
- 自分の容姿のよさを評価する
- 毅然とした態度で応対する
- 自信を維持する
- 気持ちよく電話応対を行う
- 車の運転が楽にできる
- 飛行機の旅が楽にできる
- 計算する

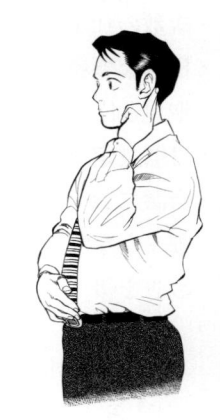

4 ベリー・ブリージング

- 音読する（人前で声を出して読む）
- スケジュール通りにことを進める
- 責任をとる
- 反対意見に冷静に対処する
- 拒否反応に対応する
- 同僚との良好な関係

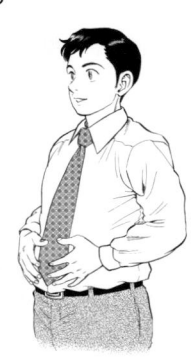

5 ブレイン・ボタン

- 精読する
- 読んで目が疲れない
- 法律用語を解釈する
- コンピュータを楽に操作する
- コンピュータから目を守る
- 迅速に的確に楽にデータ入力する
- 正確に入力する
- 迅速なキーボード操作を行う
- ＡＴＭの操作を行う
- メカ（機械を修理する技能）を使う
- 一人作業を苦にしない
- 複数の仕事を同時にこなす
- 単調な事務仕事をこなす
- 梱包と仕分け作業を行う
- 目標設定を行い、実現させる
- 会議において議事進行する
- 細やかな配慮を行う
- 数表を扱う

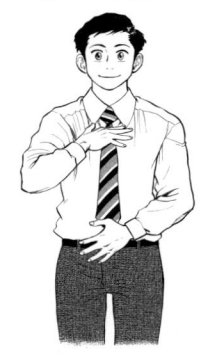

6 カーフ・ポンプ

- 速読する
- 理解しながら読む
- 要点を押えて文章を作成する
- 手紙を書く
- プログラミング能力を最大限に高める
- 長期戦略を練る
- 最後までやりとおす
- 面接する
- 会議において議事進行する
- 人事決定を行う
- チームワークで作業をする
- チームを育成する
- 価値を維持する
- やる気を維持する
- 集中する
- リーダーシップを発揮する
- さまざまな視点で物事を見る
- 機転を利かせる
- 創造力を発揮する
- 批判に応対する
- 質問に答える
- 楽に接客する
- 苦情処理をする
- 効果的なコミュニケーション
- 顧客とのコミュニケーション
- 信頼関係を築く
- 留守電にメッセージを残す
- 数字を順序正しく並べる

7 クロス・クロール

- 速読する
- 精読する
- 読んで目が疲れない
- 人前で話す
- 商品知識を覚える
- コンピュータから目を守る
- 大量のメールを処理する
- 確認作業を確実に行う
- メカ（機械を修理する技能）を使う
- 一人作業を苦にしない
- お使い（頼まれ仕事）をきちんとこなす
- 在庫管理する
- 請求書と製品を管理する
- 目標設定を行い実現させる
- 指示通り実行する
- 問題解決する
- 優先順位をつける
- チームを育成する
- 自信を見せる
- 才能を発揮する
- 細やかな配慮を行う
- 同僚との良好な関係
- アポなしで電話営業する
- 柔軟な姿勢を維持する
- 楽に座ることができる
- 飛行機の旅が楽にできる
- 数表を扱う

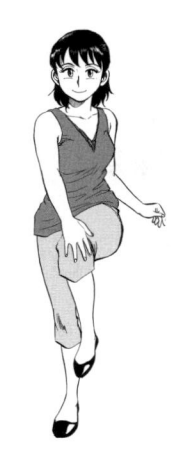

8 ダブル・ドゥードゥル

- 読みやすい文書を作成する
- 用紙に記入する
- キーボードを操作する
- 迅速なキーボード操作を行う
- 事務仕事を片付ける
- チームワークで作業をする
- 創造力を発揮する
- 数字を順序正しく並べる

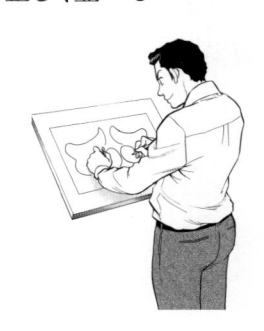

9 アース・ボタン

- 精読する
- 読んで目が疲れない
- 正確に文章を作成する
- 法律用語を解釈する
- コンピュータによる表作成
- 正確に入力する
- 迅速なキーボード操作を行う
- ソフトウェアの問題を解決する
- ＡＴＭの操作を行う
- 設備関連の問題解決を行う
- 単調な事務仕事をこなす
- 人材（人的資源）管理を行う
- 書類のファイリング作業を行う
- 梱包と仕分け作業を行う
- スケジュール通りにことを進める
- ノルマを果たす
- 落ち着いて仕事に取り組む
- 自分の容姿のよさを評価する
- 自信を維持する
- 細やかな配慮を行う
- 計算する
- 数表を扱う

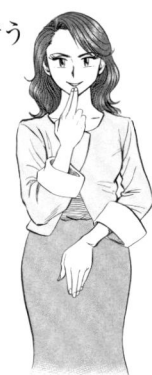

10 エレファント

- 話をよく聞く
- 人前で話す
- はっきりと話す
- 正確に文章を作成する
- 記憶力を向上させる
- 原稿を考える
- プログラミング能力を最大限に高める
- 長期戦略を練る
- 指示通り実行する
- 感じの良い声で電話応対する
- 気持ちよく電話応対を行う
- 電話で応対する
- 飛行機の旅が楽にできる
- 数字を順序正しく並べる

11 エナジャイザー

- ソフトウェアの問題を解決する
- 確認作業を確実に行う
- 設備関連の問題解決を行う
- 在庫管理する
- 才能を発揮する
- 楽に接客する
- 留守電にメッセージを残す
- 柔軟な姿勢を維持する

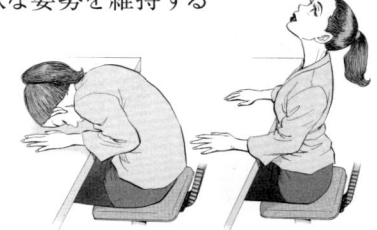

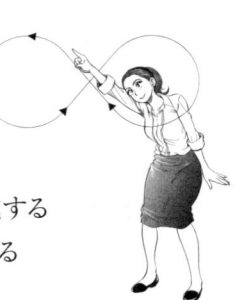

12 エナジー・ヨーン

- 音読する（人前で声を出して読む）
- 人前で話す
- はっきりと話す
- 要点を押えて文章を作成する
- 手紙を書く
- 用紙に記入する
- 原稿を考える
- 最後までやりとおす
- 面接する
- 建設的な批判を行う
- 価値を維持する
- ユーモアのセンスを持つ
- リーダーシップを発揮する
- 創造力を発揮する
- 反対意見に冷静に対処する
- 拒否反応に対応する
- 楽に接客する
- 同僚との良好な関係
- 効果的なコミュニケーション
- 顧客とのコミュニケーション
- 信頼関係を築く
- 留守電にメッセージを残す
- 感じの良い声で電話応対する
- 気持ちよく電話応対を行う
- 計算する

13 フット・フレックス

- 理解しながら読む
- 要点を押えて文章を作成する
- 手紙を書く
- 最後までやりとおす
- 面接する
- 人事決定を行う
- チームワークで作業をする
- 価値を維持する
- 集中する
- リーダーシップを発揮する
- さまざまな視点で物事を見る
- 機転を利かせる
- 才能を発揮する
- 創造力を発揮する
- 質問に答える
- 楽に接客する
- 苦情処理をする
- 効果的なコミュニケーション
- 顧客とのコミュニケーション
- 信頼関係を築く

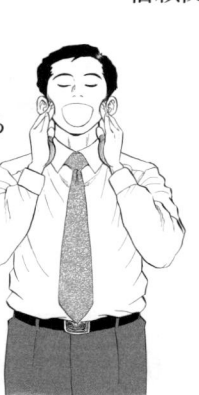

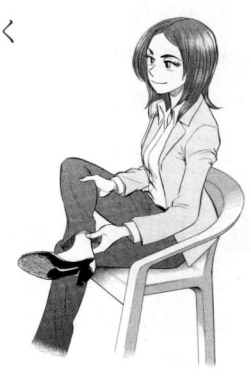

14 グラビティ・グライダー

・理解しながら読む
・在庫管理する
・梱包と仕分け作業を行う
・長期戦略を練る
・人事決定を行う
・仕事を任せる
・やる気を維持する
・集中する
・機転を利かせる
・苦情処理をする

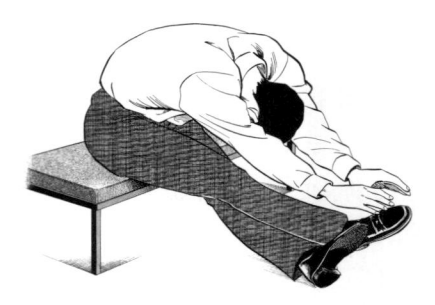

・顧客とのコミュニケーション
・柔軟な姿勢を維持する
・楽に座ることができる
・数字を順序正しく並べる

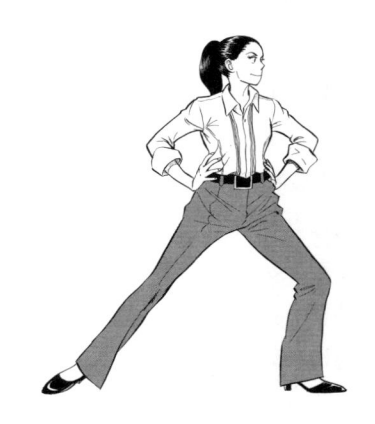

15 グラウンダー

・理解しながら読む
・大量のメールを処理する
・複数の仕事を同時にこなす
・在庫管理する
・梱包と仕分け作業を行う
・長期戦略を練る
・人事決定を行う
・仕事を任せる
・機転を利かせる
・質問に答える
・楽に座ることができる

16 17 フック・アップ

・人前で話す
・はっきりと話す
・コンピュータを楽に操作する
・聞き取ったことをコンピュータ入力する

・迅速に的確に楽にデータ入力する
・ソフトウェアの問題を解決する
・設備関連の問題解決を行う
・一人作業を苦にしない

- 複数の仕事を同時にこなす
- 自己管理する
- 目標設定を行い、実現させる
- 期限を設定する
- スケジュール通りにことを進める
- 最後までやりとおす
- 指示通り実行する
- 目的を貫く
- 優先順位をつける
- 会議において議事進行する
- 価値を維持する
- やる気を維持する
- 気持ちを前向きに持つ
- ユーモアのセンスを持つ
- 自分をポジティブに評価する
- 落ち着いて仕事に取り組む

- 毅然とした態度で応対する
- さまざまな視点で物事を見る
- 批判に応対する
- 不平に応対する
- 拒否反応に対応する
- 留守電にメッセージを残す
- 感じの良い声で電話応対する
- 車の運転が楽にできる
- 飛行機の旅が楽にできる

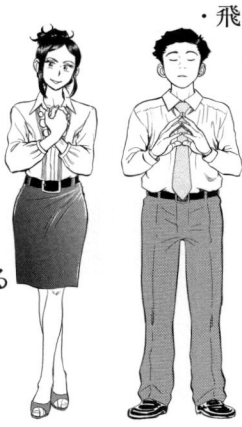

18 レイジー・エイト

- 速読する
- 精読する
- 読んで目が疲れない
- 読みやすい文書を作成する
- コンピュータから目を守る
- キーボードを操作する
- 迅速なキーボード操作を行う
- ATMの操作を行う
- お使い(頼まれ仕事)をきちんとこなす
- 単調な事務仕事をこなす

- 請求書と製品を管理する
- 面接する
- チームを育成する
- リーダーシップを発揮する
- 細やかな配慮を行う
- 効果的なコミュニケーション
- 信頼関係を築く
- 留守電にメッセージを残す
- 車の運転が楽にできる
- 飛行機の旅が楽にできる
- 数表を扱う

19 ネック・ロール

・音読する（人前で声を出して読む）
・商品知識を覚える
・コンピュータを楽に操作する
・迅速に的確に楽にデータ入力する
・プログラミング能力を最大限に高める
・問題解決する
・建設的な批判を行う
・反対意見に冷静に対処する
・拒否反応に対応する
・同僚との良好な関係
・数字を順序正しく並べる

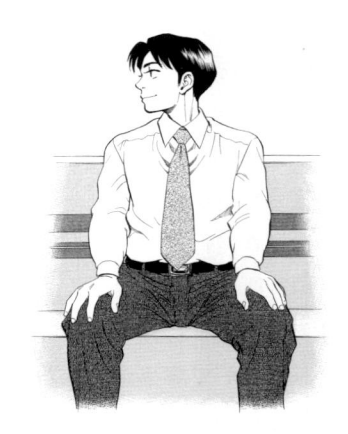

20 アウル

・話をよく聞く
・人前で話す
・正確に文章を作成する
・要点を押えて文章を作成する
・手紙を書く
・記憶力を向上させる
・原稿を考える・在庫管理する
・請求書と製品を管理する
・指示通り実行する
・仕事を任せる
・自信を見せる
・集中する
・感じの良い声で電話応対する
・気持ちよく電話応対を行う
・電話で応対する
・アポなしで電話営業する
・計算する
・数字を順序正しく並べる
・プログラミング能力を最大限に高める

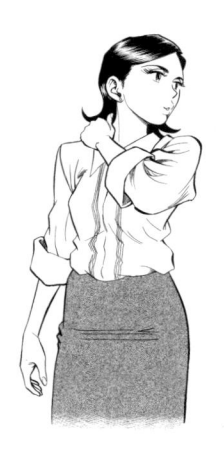

21 ポジティブ・ポイント

- 人前で話す
- 商品知識を覚える
- 事務仕事を片付ける
- 自己管理する
- 期限を設定する
- スケジュール通りにことを進める
- 目的を貫く
- 問題解決する
- 責任をとる
- 自信を見せる
- 気持ちを前向きに持つ
- 自分をポジティブに評価する
- 落ち着いて仕事に取り組む
- 批判に応対する
- 不平に応対する
- 拒否反応に対応する
- 留守電にメッセージを残す
- アポなしで電話営業する
- 車の運転が楽にできる
- 飛行機の旅が楽にできる

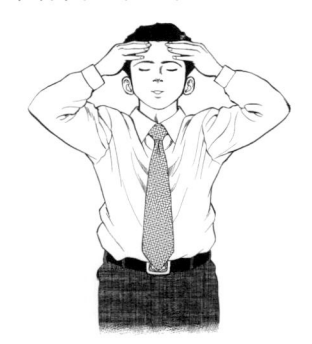

22 ロッカー

- 音読する（人前で声を出して読む）
- 確認作業を確実に行う
- 事務仕事を片付ける
- チームを育成する
- ユーモアのセンスを持つ
- 才能を発揮する
- 同僚との良好な関係

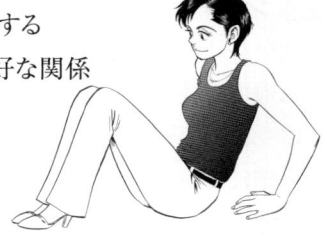

23 スペース・ボタン

- コンピュータによる表作成
- ソフトウェアの問題を解決する
- ＡＴＭの操作を行う
- 設備関連の問題解決を行う
- 人材（人的資源）管理を行う
- 書類のファイリング作業を行う
- 梱包と仕分け作業を行う
- ノルマを果たす
- 優先順位をつける
- 自分の容姿のよさを評価する
- 自信を維持する
- 計算する
- 数表を扱う

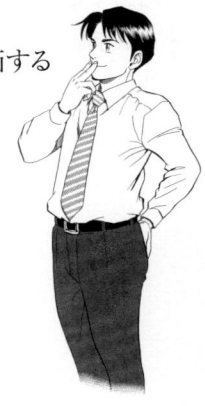

24 Xを考える

・速読する

・読んで目が疲れない

・大量のメールを処理する

・責任をとる

25 シンキング・キャップ

・話をよく聞く

・人前で話す

・はっきりと話す

・正確に文章を作成する

・記憶力を向上させる

・原稿を考える

・聞き取ったことをコンピュータ入力する

・正確に入力する

・お使い（頼まれ仕事）をきちんとこなす

・指示通り実行する

・優先順位をつける

・自信を見せる

・ユーモアのセンスを持つ

・感じの良い声で電話応対する

・電話で応対する

・アポなしで電話営業する

・計算する

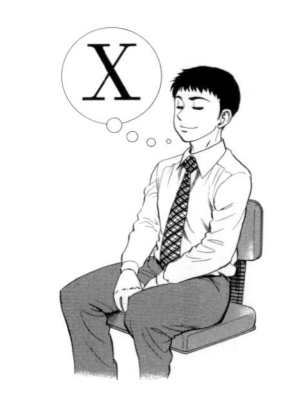

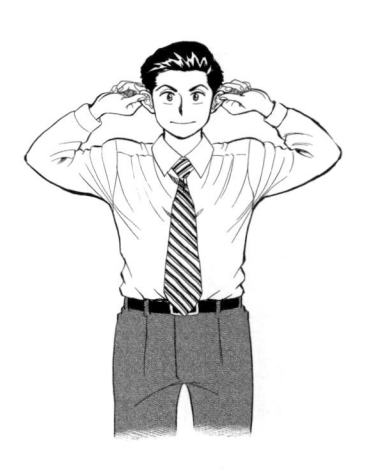

ブレインジムについての問合せ先

国際ブレインジム / 教育キネシオロジー財団
Brain Gym International / Educational Kinesiology Foundation
住所：1575 Spinnaker Drive, Suite 204B, Ventura, CA 93001 USA
電話：(800) 356-2109 or (805) 658-7942
Fax：805-650-0524
メール：info@braingym.org
ホームページ：http://www.braingym.org/

特定非営利活動法人　日本教育キネシオロジー協会・横浜
Educational Kinesiology Association YOKOHAMA JAPAN
（東京事務所）
住所：〒 102-0093
　　　東京都千代田区平河町 2-11-10
　　　パークウエストひらかわ 301
電話：03-6272-6037
Fax：03-6272-6037
ホームページ：http://www.edu-k.jp

ブレインジムの公式クラス

レベル1　初級　Brain Gym 101, Double Doodle など
レベル2　中級　Visoncircles, Optimal Brain Organization など
レベル3　上級　Edu-k In Depth, Creative Vision など
レベル4　指導者養成プログラム Brain Gym Teacher Practicum など
レベル5　上級指導者養成プログラム Visioncircle Teacher Training,
　　　　　　　　　　　　　　　　　OBO Teacher Training など

以上のクラスは、2012 年 7 月現在のものです。最新の情報についてはホームページにてご確認下さい。

ブレインジム関連グッズに関しての問合せ先

日本キネシオロジー総合学院

住所：〒534-0014 大阪市都島区都島北通1-15-3
電話：06-6921-6769　Fax：06-6921-6769
メール：gakuin@kinesiology.jp　ホームページ：http://www.kinesiology.jp

＜ブレインジム関連＞

書籍　　「ブレインジム絵本」「ブレインジム手引書」「ブレインジムと私」
カード　「ビジョンジムカード」
DVD　　「ブレインジム紹介DVD」

＜タッチフォーヘルス関連＞

書籍　　「タッチ！健康法」（PHP研究所）
　　　　　「タッチフォーヘルス健康法」（市民出版社）
　　　　　「タッチフォーヘルスハンドブック　五行メタファー」（市民出版社）

訳者について

石丸賢一

1951年富山県大門生まれ、大阪都島育ち。市岡高校から京都大学文学部哲学科卒業。国際キネシオロジー大学アジア代表理事。日本キネシオロジー総合学院院長。日本タッチフォーヘルス・キネシオロジー協会代表。

　大手予備校で英語を教えていた1990年にキネシオロジーに出会い、タッチフォーヘルス・キネシオロジー、スリーインワン・キネシオロジー、教育キネシオロジーなど一般人が学べる主要キネシオロジーの翻訳出版をすべて手がけ、日本におけるキネシオロジー発展の基礎を形成する。キネシオロジーの普及の業績を評価され、2007年 日本文化振興会より「国際アカデミー賞」を受賞。

著書　「タッチ！健康法」（PHP研究所）、「全脳への道」（たま出版）など。
訳書　「タッチフォーヘルス健康法」（市民出版社）など。

著者について

ゲイル　E．デニッソン
１９７０年代より南カリフォルニアでデイケアセンターを個人経営している企業家。教育者としても17年の経験があり、10年間タッチフォーヘルスのインストラクターも務めていた。エデゥ・キネシエティック出版の副社長。非営利の教育キネシオロジー財団を創設、代表委員でもある。ブレインジムジャーナルの創立者および編集長。ゲイルは『ブレインジム（絵本）』の共著者であり、イラストも彼女が手がけた。自然に視力を回復するビジョンサークルやビジョンジムのエクササイズを創設。国際的に講演活動も多数行っている。

ポール　E．デニッソン博士
ビジネス界でも成功している教育者。約20年間、カリフォルニアのサンフェルナンドにあるヴァレイ学習センターの理事を務めた。この事業を始めて19年後には、センターの数を8つにまで増設。1981年に、自身の出版社エデューキネセティックを設立。これまでに7冊の著書、共著と数多くのマニュアルがあり、すべてよりよく生きることに関係した本を出している。著書に『スイッチオン』(Switching On)、『The Whole Brain Answer to Dyslexia』などがある。教育キネシオロジー財団会長、ブレインジムの創設者。国際的に講演活動も多数行っている。

ジェリー　V．テプリッツ　J．D．博士
ノースウェスタン大学で法律学を修め、イリノイ州の環境保護機関にて弁護士。コロンビアパシフィック大学で、ホリスティック健康科学分野の修士号と博士号を習得。この32年間、ストレスマネイジメント、リーダーシップ、販売業績を上げる、等のセミナーを行う。ブレインジム、スイッチオンゴルフの公式インストラクター。スイッチオン販売、スイッチオン経営、スイッチオンネットワークマーケティングセミナーの創始者。教育キネシオロジー財団代表委員。著書に『Managing Your Stress: How to Relax and Enjoy』『Build a Better You–Starting Now and Switched-On Living』など。Who's Who in America（米国版紳士録）にも名前が掲載されている。

Brain Gym® for Business
ビジネスマンのためのブレインジム／脳の筋トレ

2008年11月11日　第1刷発行
2012年8月18日　第2刷発行

著　者　　ゲイル E．デニッソン
　　　　　ポール E．デニッソン博士
　　　　　ジェリーV．テプリッツ J.D. 博士

訳　者　　石丸賢一

発行者　　石丸賢一
発行所　　日本キネシオロジー総合学院
　　　　　〒534-0014　大阪市都島区都島北通 1-15-3
　　　　　電話：06-6921-6769　　Fax：06-6921-6769
　　　　　メール：gakuin@kinesiology.jp
　　　　　ホームページ：http://www.kinesiology.jp

発売元　　株式会社市民出版社
　　　　　〒168-0071　東京都杉並区高井戸西 2-12-20
　　　　　電話：03-3333-9384　　Fax：03-3334-7289
　　　　　郵便振替口座　00170-4-763105
　　　　　メール：info@shimin.com
　　　　　ホームページ：http://www.shimin.com

デザイン　ファシリテータ　大川藤真
イラストレーション　今谷鉄柱
編集協力　藤井亜希子　白須日尚子　大竹智子　木田圭美

印刷・製本　株式会社シナノ

©2008 Kenichi Ishimaru 日本語版版権：石丸賢一
＊日本語版の版権は守られています。どのような形であれ複製する時には版権所持者の許可を
　得てください。